こころの解放

Emotionally Free

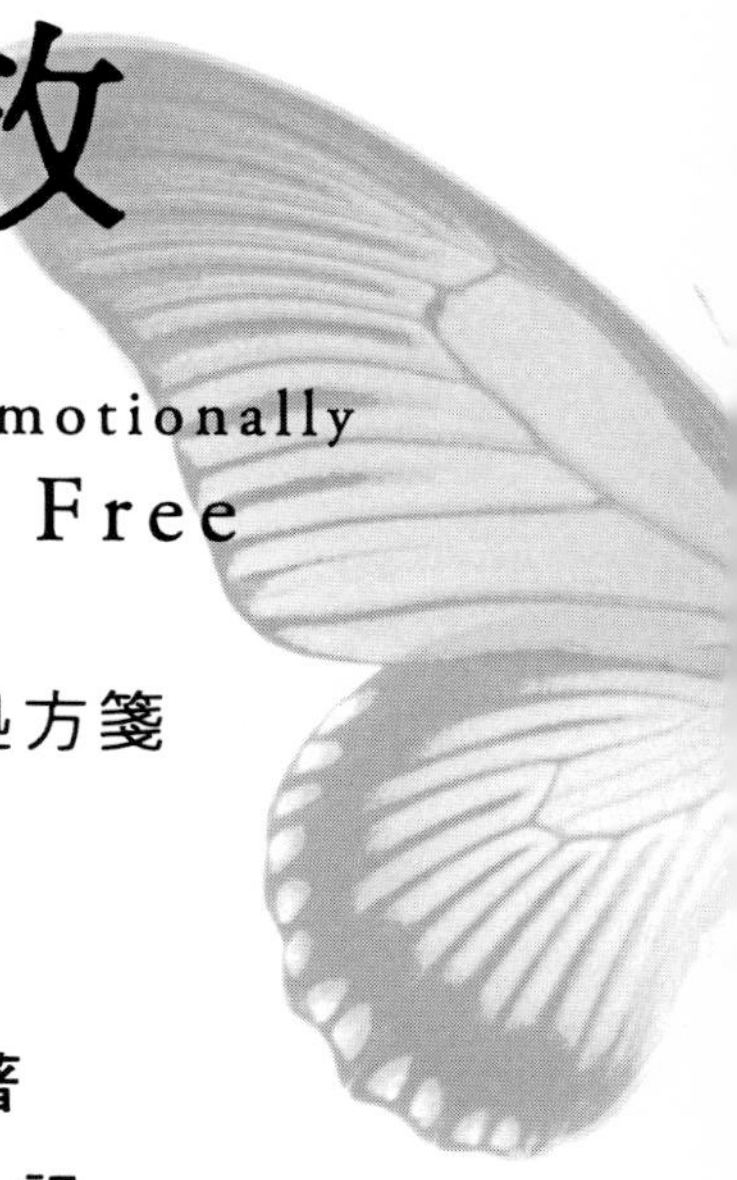

身体・精神・霊の癒やしの処方箋

グラント・マレン著

福島さゆみ 訳

Grant Mullen, MD

Translated by Sayumi Fukushima

イーグレース

EMOTIONALLY FREE

A Prescription for Healing Body, Soul, and Spirit

Second Edition

Grant Mullen M.D.

Translated by Sayumi Fukushima

目次

はじめに

フリーダム・イン・クライスト・ミニストリーズ（キリストにある自由ミニストリーズ）

ニール・T・アンダーソン博士

全米精神衛生学会によると、いずれの年でも、一七六〇万人ものアメリカ人がうつ病を患うといいます。それがあまりにも流行しているので、「心の風邪のような、よくある症状」とまで呼ばれているのです。うつ病は年齢や性別、社会的・経済的ステータスにかかわらず、すべての人の生活に忍び寄っています。ただし、女性は男性に比べて二倍も多くうつ病に苦しんでいます。

アメリカでは一九八五年から一九九四年に至る十年間に、心の病にかかわる治療を施す医師への受診回数が三二〇〇万七千件から四五〇〇万六千件へと増大しています。うつ病と診断された場合の受診はこの十年でほぼ倍増し、一一〇〇万件から二〇〇〇万四千件となっています。しかも患者全体のたった三分の一の人が治療を希望しているという事実に照らし合わせてみれば、これは途方もない増加と言えます。

不安障害を患う人の数も倍増しています。恐れと不安、パニック発作に悩む人はうつ病、アルコール依存をしのぎ、アメリカ国内で精神的疾患の第一位となっており、私たちはまさに「不安の時代」に憂鬱が蔓延するさまを経験しているのです。

だからこそ、医師という職業に就《つ》くグラント・マレン博士による、この新刊書の出版にあたり、私は大変うれしく思いました。すべての医師が患者の包括的《ほうかつてき》治癒を求め、科学的分野の枠を超えることに熟練しているわけではないですし、また、その意思もありません。

もし私たちのあらゆる精神的問題が物理的・身体的な原因によるのなら、投薬治療に添えてバランスの取れた栄養管理体制、エクササイズや食事療法を施すことなどが、理にかなった処方箋ということになります。投薬治療も役に立ちますし、ある場合では、うつ病と不安障害の治療に不可欠です。恐怖と不安を伴う極度のケースでは、投薬治療によって身体的な症状が改善されるまでは、聖書の真理を考えたりすることはかなり困難です。イエス・キリストの名によって理にかなった医療を施し、人間の苦しみを軽減する。それは、まことにあわれみ深いわざなのです。

そうした一次元的思考は、十分な答えを提供できるとは言えません。医療従事者たちは、ほとんどの患者が心因性の症状に苦しんでいることを公に認めています。しかし、もし人が認知行動療法を投薬治療につけ足すだけで、全宇宙の神とこの世の神、人類の霊的側面を無視しているなら、まだ聖書から見て包括的であるとは言えません。

マレン博士は身体と精神、そして霊に対する処方箋を提供しています。私たちには教会と病院、牧会的カウンセラーと医師、双方が必要です。私たちは肉体に宿る霊的な存在であり、堕落した世界に生きています。マレン博士が「全世界は悪いものの支配下にある」（第一ヨハネ五章一九節）ということを見出していくさまを読めば、あなたは小躍りして喜ぶことでしょう。しかし、もっと大切なことは、彼が「どうすればあなたも肉体的、精神的、そして心の面でも健康になれるか」を分かち合うことで、あなたにも大きな助けとなるということです。

彼は私たちの回復を台無しにする二つの極端な視点に立ち向かいます。一方は私たちの心の問題を解決するために、薬物治療にすべての望みを託すというもの。そしてもう一方は、「投薬治療を受けることは神への信仰の欠如である」と考えることです。私は自らも「キリストにあって私は何者なのか」ということを人々に見出させ、主にある解放された人生を生きられるよう手助けすることに携わっています。だからこそ、この書を読んで学んでくださるよう、あなたにお勧めしているのです。あなたはきっと、主にあって自由にされることでしょう。

序文◇この本は本当に役に立つのか

このページを開いたあなたが何を考えているのか、私にはわかっていますよ。「またクリスチャン用こころの回復についての本？　これって本当に役に立つの？」。

これまでの人生ずっと悩まされ続けてきて、一度も打ち勝てたことのない自分の心の問題について、この本が何か役に立つのかどうか、あなたは今、自問自答していることでしょう。「あなたを解き放つ」と約束していたクリスチャン向け自己変革の本が自分を変えるに至らず、うんざりさせられてきましたね。「書籍やＤＶＤ、セミナーをたくさん消費しても、ちっとも良くならない」なんて、恥ずかしくて誰にも言えない。罪悪感と断罪されたような気持ち、恥辱を感じ、壊れてしまっている自分の状態を責めている。

この本は違います。この本の目的は、人生を変えるための指示や事実であなたを埋め尽くそうとしているのではありません。それは頭でっかちの知識を与えてくれるだけです。頭で理解するような知識は役に立つかもしれませんが、誰かを変えることはできないのです。

この本の目的は、人生を変える超自然的な神の力と、あなたをつなぎ合わせることです。この本のあちこちに記載されている祈りは、神の力を解き放って、あなたの人生の場面に応じて適用することができます。

クリスチャン社会では（また一般社会でも）、心の痛みの本質について限られた理解しか得られないせいで、心の問題についてあからさまに口にすることがためらわれたりします。この分野に経験と適応力のある人々は、疑り深い教会から疎まれ、軽視されることがよくあります。既存の教会がこうしたミニストリーを自教会のプログラムの一環として設けることを恐れるあまり、彼らは超教派の団体として活動するよう強いられているのです。結果的に、心の癒やしに関わって人を活かすミニストリーは、教会の外に救いを求める人々のみが利用できるようになっています。

これは私の所見なのですが、教会は心の問題について理解できないし、どう扱ったらよいのかもわからないので、それについて考えたり意見を交わしたりしないようにしているのです。教会は自分たちの知らないことについて教えることはもちろんできないですから、その問題を避けて通ります。問題について話し合うことを避けていれば、それがどこかへ消えてなくなってくれるような気がするのは、よくあることです。心の問題というものがあまりにも気づまりなので、教会や家で話し合ったり口にしたりするのも憚《はばか》られます。そうして心の機能不全は次の世代へと先送りにされていきます。心の問題は、性的なことや経済的な問題のように、避けるべき話題となっていくのです。こうしたアプローチの結果は、冷たく厳格で宗教的な家庭に育った十代の子どもたちの「反クリスチャン的」な反抗という形でよく見受けられます。

■なぜ心は重要なのか

「心に喜びがあれば顔色をよくする。心に憂いがあれば気はふさぐ」（箴言一五章一三節）

心は、神が私たちに与えてくださった人格の三つの基本的要素の一つです。他の二つは知性と意思です。神が私たちに意図されたような全《まった》き機能を果たすには、これらの三つの要素すべてにおいて健康でなければなりません。私たちの心がダメージを受ければ、知性や意思が可能にしてくれるレベルの機能を果たすことができなくなります。もし私たちの基礎に欠陥があるならば、その上に安定した人生を築くことは決してできないでしょう。

なぜ神は、私たちに心を与えたのでしょうか。

それは、私たちを「くっつきやすく」するためです。心は、私たちに「誰かとつながっていたい」という欲求を起こさせます。心がなければ、私たちの人間関係は冷たく、ビジネスライクになってしまうでしょう。結婚する理由が「一人暮らしより安上がりだから」というものになり、税金の軽減を受けるために子どもをもうけるというように。私たちの心は神にとって大切で、神はそれを健康的に保つために必要な手段を与えてくださっています。

非常に有能で理知的な人が心にダメージを受けた時、一生の間ずっと苦しみ続け、彼の持っていた潜在能力を活かすに至らなくなってしまうことは、想像に難くありません。才能に満ち、能力が高く、技量や富、地位、美しい外見、名声、そして時には神による選びがあってさえ、ダメージを受けた心を癒やしたり、その傷を取り繕うことはできないのです。もし誰かの心が不調だった場合、それがその人の「アキレスのかかと」となり、サタンにとって、その人の持つ技量が用いられないよう抑えつけたり、更にはぶち壊しにしたりする絶好の機会となってしまいます。

こうしたことは、すべての人間に共通した特性であることから、俗世間でも霊的な世界でも見られます。人事の仕事をしているなら誰でも、職場のためには精神状態の安定が知性やスキル同様に重要であることがわかります。高い能力と天賦の才に満ちたアスリートや俳優たちが、そして時には優れた伝道者たちでさえも、情緒不安定に陥ってキャリアを台無しにしてしまっているのを、私たちはメディアでよく見かけています。

仕事や家庭、ミニストリーにおける私たちの成功は、たとえ認めたくなくても、私たちの心の安定にかかっています。

■私が心の健康について関心を持つようになった経緯

私が最初に医学の世界に足を踏み入れた時、総合診療の課程を履修してはいたものの、当初からの関心と養成課程は麻酔学でした。私は全身または局部麻酔によるペインコントロールに非常に興味があったのです。総合診療の活動の中で、実に多くの人が肉体的な痛みよりも精神的苦痛に苦しんでいるということを知り、私は驚きました。更に、ほとんどの人が人生のうちで何よりもつらく苦しいと感じたのは、肉体的な痛みよりも精神的苦痛の方だったということも判明しました。そして若き医療者として何よりもショックだったのは、非常に多くのクリスチャンたちが、そうした精神的苦痛に苦しんでいるということだったのです。クリスチャンたちは自分が苦しんでいることを認めない上、助けを求めることを恥だと思っている点で、いわゆる「この世の人々」よりもひどい苦しみを味わっているように思えました。彼らの「宗教」、希望と慰めの源だったはずのものが、信徒の仲間内で「恥ずべきこと」と断罪されてしまう恐れから、素直に十分な治療を受けることを妨げる障壁となってしまっているのです。クリスチャンたちは、どこに行けば信頼できる援助を受けられるのか、わからないようでした。

もちろん、私は精神的苦痛を治療するための準備がまったくできていませんでしたが、そうした人々が助けを求めていける場所があまりにも少なかったので、この状況に引き寄せられることになったのです。私はクリスチャンたちが精神的苦痛を解決する手助けをすることに、特に関心を持つようになりました。この本は、精神疾患とその回復のパターンについて、二十七年間の所見に基づいてまとめた成果です。それとともに、人類の霊的次元について私が理解を深める上で、大きく貢献してくださったクリスチャンの教師や著作者たちから学んだこととの集大成でもあります。何よりも重要なのは、これは全き心へと至る私の旅路を通して、個人的に経験した中から学んだ成果でもあるということです。

この本から、思考と感情、心のことで悩み苦しんでいる皆さんに、幅広く統合的な精神的回復への癒やしと希望をもたらすアプローチを見出してくださることを願います。読み進めるうちに、失われた心のパズルのピースを神があなたに見せてくださり、自由への歩みを加速してくださいますように。

私はこの本で言及されているすべての項目の専門家というわけではありません。ここにある話題に関して、より広義の議論を提供できる著作家たちはたくさんいます。私の目的は、「より多くの人の精神的回復のために、こういう有能なクリスチャンたちの多様な教えが、どうしたら現代医療と一体化され得るか」を示すことです。参考文献の項目に、私が触れた著作者名や書籍についてのリストを作っておきました。それをご自分でお読みになることをお勧めします。

■人間の本質

人間は、すべての被造物の中でも類まれな存在です。人間は個別の霊を持ち、霊的世界と肉的《にくてき》世界の二つの領域で生きる必要があります。肉的世界とはその人が見ているものであり、霊的世界とはその人が霊によって感じるものです。神の意図された人類の姿と照らし合わせてみると、全き人となるには、どちらの領域においても健康で十分に機能していなければなりません。

私がこの本の中で言いたかったことは、思考と心は、どちらの領域にも存在する私たちの一部分でしかないということです。全き人となるには、思考と心における肉的・霊的局面がどちらも癒やされていることが常に求められます。もし治療方法が肉的な側面か霊的な側面のどちらかのみに向けられているなら、全き心の状態に至ることはできないでしょう。神は私たちにどちらの領域でも自由を与えたいと願っておられます。この本では、霊肉双方の完成に向かう道筋を描き出していこうとしています。

これは物議をかもすことになるかもしれないと知っていて言わせてもらいますが、私の所見から、人間は三つの構成要素を持っていると思っています。肉体と精神、そして霊です。

肉体というのは物理的本質のことで、自然または「目に見える」世界と関連づけられます。人間の堕落によって、暫定的な存在である肉体は不完全で機能不全な状態にあり、退化し、病んでいます。それは仮の器であって、この地上にある間、一時的に霊が宿るためのものです。

霊とは、人間の永遠に属する部分です。これは内に在って目に見えない真の姿で、神が受胎の瞬間に私たちの内に入れてくださったものです。霊は神とサタンの双方を含めて目に見えない世界に関わりを持っている、私たちの一部なのです。

私の観点では、精神は人格であり、思いと意思、感情が含まれます。これは他者と関わりを持つ私たちの一部で、蓄積されたあらゆる人生経験によって形成されています。これを「私たちの人生で起こった、あらゆる出来事という大きな袋か引き網に結びつけられたもの」と私は考えています。良きにつけ悪しきにつけ、これらの人生経験が私たちの人格を形作り、他者との関わり方を決定づけていきます。

救いにあずかる前の私たちは神の国の外側におり、サタンの支配のもとにいました。サタンは可能な限りのあらゆる手を尽くして私たちに害を加え、「彼のかたちになるように」私たちを形作っていったのです。こうして積み上げられた害毒は私たちの人格の深い傷となり、生涯にわたる心の束縛の原因となっています。サタンの王国に長くとどまればとどまるほど、私たちの傷は積み上げられて大きく深くなり、人格はダメージを受けていきます。

私たちがクリスチャンになった時、私たちの霊は即座に神の王国に入れられ、神の所有権のもとに移されました。この時点から、私たちの霊は神ご自身によって満たされ、神との深い交流が始まったのです。そして聖霊が私たちを神のかたちに変容させるプロセスを開始しました。

神の国に入った時、私たちの肉体は通常は大して変化しません。しかし、ひとたび神の国に入ったならば、私たちには神の力による癒やしを願い祈る特権が与えられます。肉体は依然として罪による堕落に従属させられており、病んで機能不全の状態にあります。私たちの究極的な肉体の変容は、天において行なわれるのです。

■古い思考パターンによる問題

「この世と調子を合わせてはいけません。いや、むしろ、神のみこころは何か、すなわち、何が良いことで、神に受け入れられ、完全であるのかをわきまえ知るために、心の一新によって自分を変えな

さい」（ローマ一二章二節）

この議論において、もっとも大切な質問はこれです。「救いの瞬間、精神と人格には何が起こっているのか」。この質問を考察する一つの方法は、もう一方についてよく考えてみることです。クリスチャンになるために、私たちはどれだけ変わらなければならないでしょうか。もちろん、私たちは何も変わる必要はありません。神は恵みという奇跡を通して、私たちをありのままに受け入れた上で、ご自身のかたちに似たものとなるように私たちをきよめ、変容させてくださるのです。

「しかし私たちがまだ罪びとであったとき、キリストが私たちのために死んでくださったことにより、神は私たちに対するご自身の愛を明らかにしておられます」（ローマ五章八節）。

これはもちろん私たちがサタンの王国にいた長年の間に傷を負い、心折られて血を流し、人格に深いダメージを受けて、みじめな状態で神の国に入れられたということを意味しています。神は私たちをその状態で……「傷もの」のままで受け入れてくださったのです。

ということは、依然として不健全な人間関係、重い人格傷害、依存症や強迫観念を伴う罪深い習慣や態度につながれたままで、新しいクリスチャンになることは可能だということになります。この古い思考パターンは実に、先ほど触れた「私たちの精神の一部である袋」なのです。救われる前、サタンは私たちを自分のかたちに作り上げようと、その袋に苦痛と傷とを入れておいたのです。救われた後も、その袋が自分自身の以前の思考の一部であるがゆえに、未だにそれを背負い続けています。この袋は、聖霊が私たちの命を神の新しい性質で満たし、古い性質の袋をくりつけている鎖を断ち切るまで私たちを傷つけ、麻痺させ続けます。この袋こそ、神が約束する勝利の中を歩むクリスチャンがこんなにも少ないことの第一の原因なのです。

神はその苦痛に満ちた袋から私たちを解放し、私たちをきよめてご自身の新しいご性質を与えたいと願っておられます。その袋を空っぽにし、私たちの受けた傷や害毒をすっかり癒やして、私たちを罪深い思考や行動のパターンから解放したいのです。そして神は、キリストにある一新された性質が私たちの精神と人格を支配し、古い罪深い性質が征服され、廃棄されるようにしたいと願っておられます。袋を空にして、私たちが受けた傷を癒やしていくプロセスのことを「聖化《せいか》」といいますが、それは聖霊の働きによって完成します。

この「袋」はどこにあると思いますか？　そして、この戦いはどこで行なわれていると思いますか？　実は、それはあなたの耳と耳の間にあるのです。その戦いの場となる、驚くほど大きな空間がそこにあります。いいですか、その戦いはあなたの思考のた

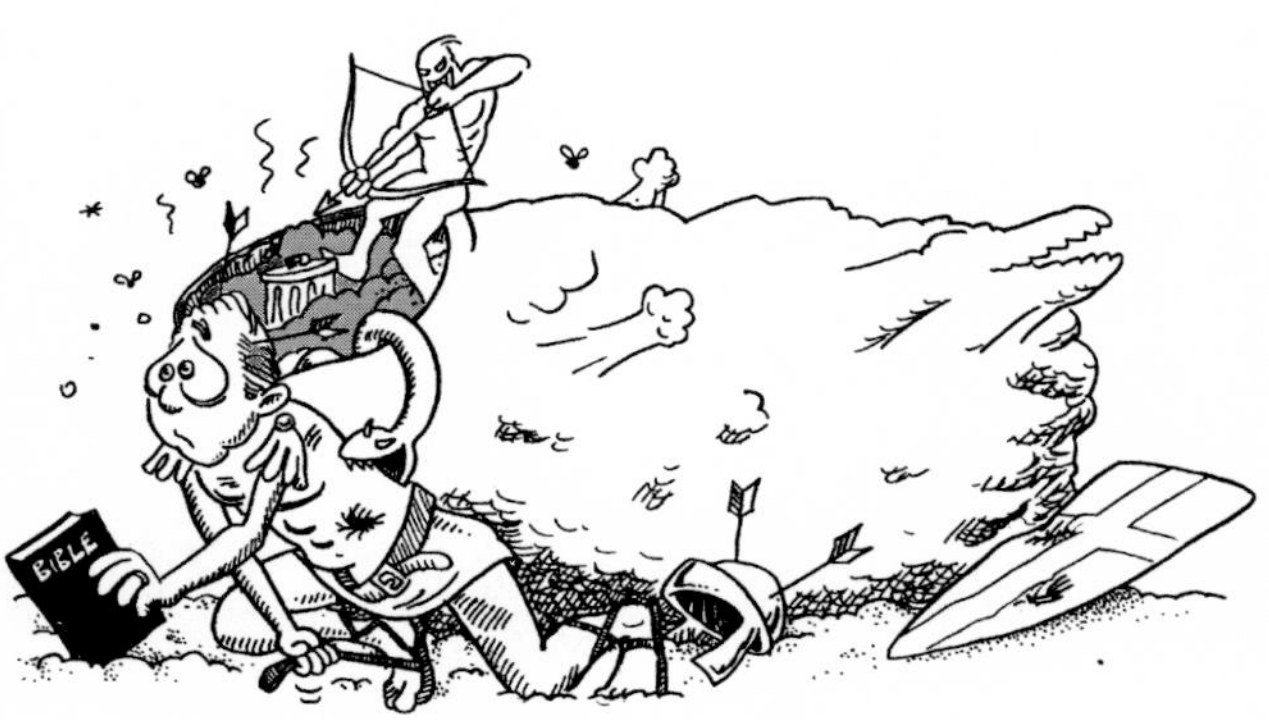

重荷を負って勝利の道を歩むのはムリ！

めにあって、誰がそれを支配するかをかけて行なわれているのです。あなたの古い思考パターンが癒やされずに活動状態にある限り、あなたの思考は罪と苦痛に満ちた過去によって支配され、汚《けが》されていきます。過去が癒やされ、「袋」があなたから切り離される時、あなたの思考は神の性質によって満たされるようになります。

思考は、あなたの人生の階段のようなものです。どんな霊的な力があなたの思考を支配するかによって、あなたの人生も支配されます。だからこそ、あなたの心を支配するための、こんなにもすさまじい光と闇の力の戦いがあるのです。サタンはあなたの思考を支配したい、影響を与えたいと死に物狂いで欲しています。神はあなたを自由にして、あなたが神のみこころに自由に考えを巡らすことができるようにしたい、過去の束縛から抜け出して、キリストの新しい性質に向かって踏み出させたいと願っておられるのです。

■苦痛の袋

この「苦痛の袋」をここまで危険な、人を無力化させるものにしてしまうものとは、いったい何なのでしょうか。もし、これが単なる罪と傷の履歴書のようなものだというなら、クリスチャンになった後の私たちを傷つけ続けることがどうしてできるのでしょうか。聖書には「すべてが新しくなりました」(第二コリント五章一七節)と書いてあるはずです。救われた後、私たちは新しい方向に舵を切り、過去に「さよなら」と言って「うしろのものを忘れ」（ピリピ三章一三節）、歩みだすことができないのでしょうか。もし私たちの過去が赦され、「キリストの血によっておおわれ」たのなら、現在とどんな関係があるというのでしょうか。

これは当然の質問で、私が何年も前に精神疾患の治療に取り組み始めた時に、自分自身に問いかけたことでもあります。今でも私は、私のような人間が心の解放を求める人々を手助けしている理由を理解できないクリスチャンたちから、この質問をされています。彼らは「救われた瞬間に何もかも修正済みになり、勝利に向かって前進するだけだ」と思い込んでいるのです。道半ばにしてよろける者は「弱い、だらしがない、やる気がない、不従順、肉的」なクリスチャンとして切り捨てられます。こうした悪気のないクリスチャンたちは、他のクリスチャンが「自分は助けを必要としている」と認めることができないように邪魔をして、断罪と恥辱の環境を作り出しているのです。そうなると、「臭いものに蓋をした」だけになってしまいます。その結果、人々はもがき苦しみ続けることになり、神が意図された自由を得ることは決してできません。サタンは、お互いに辱めたり断罪したりするクリスチャンたちの風潮が大好きです。彼はあらゆる機会をとらえて、それを奨励します。クリスチャンたちが彼のために働く時、サタンはこれ以上ないほどに喜ぶのです。

私たちの精神はサタンの王国にいる間にどんどん毒され、心がダメージを受けて鎖で縛りつけられていくので、キリストにある新しい人生の祝福を自由に楽しむことができなくされています。この幾重にも巻かれた重い鎖は、古い性質から解放されて健全な心を手に入れるために、打ち砕かれなければなりません。

あの袋と私たちを繋ぎ止めている心の束縛の鎖は、救いの瞬間に自動的に外れて落ちるものではありません。既に述べたように、私たちはこの袋ごと神の国に入ったのです。私たちがひとたび神の国に入ったら、その鎖を打ち砕いて私たちを解き放つのが神のみこころです。

残念ながら、あまりにも多くのクリスチャンがこの袋に固く縛りつけられたままとどまっており、勝利に満ちた人生をまったく生きられなくなっています。これには二つの原因があります。もっともよくある原因は、あまりにもわずかな人たち（とりわけ指導者たち）しか、この問題について語らないからです。心の重荷の現実とその解決のプロセスについて何一つ話し合おうとしない限り、誰も何もすることができません。

二つ目の原因は、この重荷から解放されて自由になるプロセスは、自発的なものだということです。自由になるには、自分自身が自由になりたいと願い、神に鎖を砕いて袋を空っぽにしてもらわなければなりません。驚くほどよくあることなのですが、私たちの鎖を神に砕いていただかない限り、クリスチャンでありながら一生の間ずっと自由になれないなどということはあり得るのです。

■要塞とは何か

それでは、私たちの心の重荷とは何でしょうか。それは私たちのあらゆる思い出や、もっと重要なものとしては「何かの出来事に関して私たちが下した判断や結論」などをしまっておく場所のことです。こうした結論は他者についてのものだったり、自分自身や神についてのものだったりします。私たちの人格は、人生において経験した出来事や、これらの結論によって形作られているのです。

とりわけ子どもの頃、特に重大な傷を心に負った時、あなたの人格は大きく揺さぶられました。そのトラウマがどれほど大きかったかによりますが、あなたの信頼を支えていた柱のようなものが崩壊してしまったのかもしれません。その瞬間、傷を負い混乱したことによって、あなたの人格は非常にもろくて影響を受けやすい、塗りたてのセメントのようになったのです。まさにその時、サタンが来て塗りたてのセメントの中に嘘を植えつけていきました。この嘘とは、何が起こったのか彼があなたに信じ込ませたかった結論です。それは他者についてかもしれないし、神やあなた自身についてかもしれません。あなたの心の傷痕《きずあと》の中に入り込んだセメントが固まってから何年も後になって、生きたまま埋め込まれていた嘘がいつでも自分の好きな時に息を吹き返すようになることを、彼は知っていたのです。たとえば、その時に埋め込まれたサタンの嘘が「お前は二度と誰も信じることはできない」だったとしましょう。何年も経ってあなたが大人になった時に、あなたが誰かを信じることに常に問題を抱えるよう、サタンは嘘の引き金を引くことができるのです。

あなたが彼の嘘をもっともだと思い込む時（とても論理的な判断のように見えてしまうので）、あなたはその嘘に権限を付与してしまいます。するとその嘘は、あなたの心の重荷の中にサタンが放送局を開設する許可を与え、いつでも好きな時にあなたを落ち込ませる放送を流せるようになってしまいます。こうした放送局は「要塞」と呼ばれています。放送局とは、嘘に基づいた思考パターンのことです。このように、あなたの重荷の中はあなたの人格を形作る記憶と結論、要塞で満たされています。

自分の中に要塞があるかどうか、どうしたらわかるのでしょうか。その方法をお教えしましょう。あなたは何かの出来事に過剰な反応を示し、「どうしてあんなに不愉快な気持ちになったんだろう」と不思議になったことはありませんか？　要塞の引き金が引かれた時、そういうことが起こるのです。目の前で起こっていることがあなたに過去の傷を思い起こさせ、サタンがその出来事についてあなたに信じ込ませた嘘を思い出させているのです。あなたは今一度胸の痛みを感じ、不愉快になっていきます。朗報は、神がその要塞を叩き壊してあなたの重荷の袋を空っぽにし、あなたを解き放ちたいと願っておられるということです。

■城塞都市

私は、神の国が一つの巨大な城門を持つ城塞都市に似ていると考えるのが好きです。この城門は、救いへの入り口です。街のずっと向こう側にあるのが神の王座の間《ま》です。そこは大いなる祝福と力、平和、油注ぎの場で、神と私たちがもっとも深く親密な関係を過ごせるところです。城門から王座の間までの距離は、「聖化の道筋」です。それは、古い性質と心の鎖から私たちが解き放たれるように、神が導いてくださる道筋なのです。新しく城門に到着した人が皆、鎖を壊して自由を得させる仕事を担う聖霊に導かれてこの道筋をたどる。それが神のみこころです。問題は、この自由への道程を進みたいか否かを選ぶ権利を、それぞれの信者が持っていることにあります。

これは私の所見なのですが、多くのクリスチャンが門の内側にたむろしています。ええ、彼らは救われて王国の城壁の中にいるのですが、入り口付近から決して前に進もうとしないのです。まるで、その先に神との近しく自由な交わりへ導く自由の道筋があることを知らないみたいに。彼らは入り口を過ぎて前に進むことになどまったく興味がないようで、今さっき出てきたばかりの世界からあまり遠くに行きたくないと思っているように見えます。彼らは自分をがっちり鎖で縛っている重荷の袋を握りしめて離しません。かつての古い考え方や感覚、関係を決して手放さないのです。そして古い罪深い習慣や態度にとどまり続けます。苦々しく怒りに満ち、執念深く、不誠実で機能不全で恐れに満ちた状態にとどまって、神を含めて誰とも満足な関係を築くことができません。

それでも、彼らは救われているのです。

神が彼らを招いたのは、城門をくぐらせて聖霊とともに歩ませ、あの道筋を通らせて、鎖を断ち切って解き放つわざを神にしてもらうようにさせるためでした。城門にたむろしている群衆は、神の招きに耳を傾ける気がないように見えます。実際、彼らのうちの誰かが王座へと招く神の声に気づいたとしても、他の連中が彼を説得して何も聞かなかったことにさせ、彼の状況は単なる宗教的な狂信に過ぎないと説き伏せて、何も変わらないように思いとどまらせようとします。そういう束縛は彼らにとって慣れ親しんだものなので、それが「普通」なのだと考え、変化を恐れます。彼らにとって、自由への期待は追い求める価値のない作り話に過ぎません。

これらの群衆は城門にすっかり落ち着いて、城門の周りに大きな町を作り上げていきます。彼らは、キリスト教には救いという城門をくぐる以上の何かがあることを否定します。神とのより満たされた交わりへ導く変化の道があることを誰かに指摘されると、彼らは怒り出します。彼らは城門の近くにある自分たちの町にとどまることがとても快適なので、信じる者に自由を与える聖霊の奇跡的なみわざの必要性を感じません。

■幼子《おさなご》のクリスチャン

古い思考パターンとそれに伴う罪に信者がひどく結びついている時、彼らは「幼子のクリスチャン」の状態にとどまっています。教会に大勢の幼子クリスチャンがいる場合、教会は乳児期となって麻痺し、教会員がその束縛から解き放たれるまで、神の召《め》しに従う働きを行なえなくなってしまいます。これはキリスト教界では驚くほどよくある状況なのです。

教会が心の束縛にとらわれた幼子クリスチャンたちのせいで動きが取れなくなり、神とともに前進できなくなっている姿を見て、サタンは大喜びします。サタンの王国は、束縛されているクリスチャンたちによって脅かされることはありません。サタンは、自分の課した束縛から自由になろうとする信者のあらゆる歩みに、精力的に抵抗します。信者の抱える重荷は彼にとって、苦痛の袋の中に入り込んで罵詈雑言《ばりぞうごん》を浴びせかけ、癒やされていないクリスチャンたちの思考を妨げて断罪することができる遊び場なのです。たとえ信者自身は神の国に入っていても、例の袋に鎖でつながれているならば、その人は依然としてサタンに悩まされることになります。

癒やしを受けていくにつれて、あの袋は空っぽにされ、心の鎖が断ち落とされて、私たちは自由に向かって進めるようになります。そうするとサタンは私たちの過去から取り出して投げつけるための攻撃手段を持たなくなり、影響力を失ってきます。彼が古い性質を思い出させようとする時でも、私たちは自分を取り巻いて守ってくれる神の愛に確信を得て、そこから離れていくことができるのです。私たちが自由にされていくその時、聖霊の実が私たちの人生に姿を現わし始めます。神と他者との関係が変えられていくのです。

重荷の袋から解放され、与えられた賜物、召命と油注ぎ、権威によって歩むクリスチャンほど、サタンの王国を脅かすものはありません。それだけに、あの袋を打ち砕いて自由になろうとする私たちのいかなる歩みにも、サタンは激しく抵抗するのです。

■心の束縛の鎖

それでは、私たちをあの古い思考パターンの奴隷とし、縛りつけている鎖について詳しく考えてみましょう。この鎖は私たちを不健全な精神的状態に結びつけているので、私は「心の束縛の鎖」と呼んでいます。精神的に自由になろうとする時、この鎖には打ち砕かなければならない三つの巨大な環《わ》が存在します。

三つの環とは、(一) 思考コントロールを伴う肉体的疾病《しっぺい》(脳内化学物質の偏《かたよ》り)、(二) サタンの嫌がらせ (悪霊《あくれい》)、(三) 過去の経験からくる傷に基づく人格傷害、ということです。

思考コントロールの肉体的疾病は、医師たちが気分障害または精神障害と呼んでいるものです。もっとも一般的な障害や脳内化学物質の偏りによるものとしては、うつ病、不安神経症、双極性障害、統合失調症などがあります。こうした症状下では、その人は脳内化学物質の欠乏によって思考をコントロールする能力を失ってしまっています。これらの症状には、投薬治療と神による癒やしが必要です。

サタンの嫌がらせとは、悪霊の力による特有な個人攻撃を意味します。これはその人物がどの程度まで縛られた状態にいるかによって違いますが、全身に、または特定の症状として表われます。

人格傷害は、人生の中で否定的体験をした、または傷を負わされた経験により、心の自由を拘束されるほどの傷を人格に負うことで起こります。

一般社会では、主に思考コントロールを改善させるための投薬治療を施し、更に苦痛に満ちた不穏な思考パターンを避ける考え方に適応させていく「認知療法」によって、心の束縛への治療を行ないます。この手法は確かに、かなりの数の人の助けになっています。

キリスト教界では、一般的に受けられる治療法と同時に、心の束縛から私たちを解放する神の超自然的な力への道が開かれています。ということは、私たちの心の回復の割合は、この世のものよりはるかに高いのではないかと考えてしまいがちです。残念ながら、私の見地ではそうとは言えないのです。なぜなのでしょうか?

■心の束縛の治療に対する教会の思い違い

キリスト教界では、心の束縛への治療は論争のもととなり、意見の不一致を起こしやすい話題と言えます。論争の結果、信徒たちは主に四つの思想的立場に分裂しています。それぞれの立場が「我こそが心の解放の唯一の道だ」と主張しており、お互いを疑惑と非難のまなざしで眺め、張り合ってさえいるのです。

①否認

この立場では、主な治療法は否認または宗教的決まり文句です。このグループは、「何事も意志の力で乗り越えることが性根を叩き直すための最善の方法だ」と考える、自立した宗教的な男性で主に構成されています。彼らは「心というものは常に意志の問題だ」と感じています。もし心の問題を抱えている人がいたら、それはその人に落ち度があるということなので、「目を覚ましてさっさと人生の折り合いをつけるべきだ」というのです。彼らにとって、心の問題は弱さの表れであり、絶対に認める余地のないものなのです。

また、彼らは「医者というものは現実がわからなくなる薬漬けにする奴らだ」と考えて、医者を避けていますし、カウンセラーやセラピストも「人を過去の中でのたうち回らせて、安定した収入を得ようとしているだけだ」という理由で危険視しています。

このグループの最善のアドバイスは、「祭壇の前で問題が解決するまで祈り通し、折り合いをつけろ」というものです。「聖書には『あなたはキリストにあって新しくされた』とあり、あなたの過去は過ぎ去ったのだから、あなたはすべての思考を封じ込めることができるはずだ」といいます。「だから、心の苦しみの中にとどまる言い訳などあなたにはない。とても単純なことだ」と。

このグループの中には、「もっと信仰を持つ必要がある。それだけだ」という人もいます。もしあなたが十分な信仰を持っていたなら、肉体的・精神的な問題など起きなかったはずだ、と彼らはあなたに教え込みます。「それでもまだ悩み苦しみ続けるなら、それはあなたの責任だ」と。

私はかつて、ある宣教者が数千人の聴衆に向かって「高い品性を持つクリスチャンなら、うつ病になって苦しむなんてあり得ない」と説教しているのを聞きました。そのたった一言だけで、彼はその場にいる気分障害の人や、悩み苦しんでいる家族を辱めたのです。

このグループでは膨大な恥、苦渋《くじゅう》と恨みの鬱積《うっせき》などが抑圧されている分、別の形で機能不全状態を起こしています。この手の宗教的グループでは、十代の若者の反抗がよく見られます。この環境にとどまるなら、誰一人として心の解放にたどり着く者はいません。彼らの古い性質が活発に生きていて、それを使って彼らを責めさいなみ続けることができるので、サタンはこのグループに属する者たちが大好きです。誰も何の問題も認めようとしないゆえに、彼らは誰の助けも受けられません。彼らは教会の中で心の問題に触れる人は誰であれ、猜疑《さいぎ》心を持ちます。

②投薬治療

私がかつて属し、積極的かつ熱心に勧めていたこの立場では、すべての心の束縛は実質的に肉体的疾病や脳内化学物質のアンバランスによるものであると信じています。となると、治療は主に肉体的・医学的なものを施すことになります。その頃の私の信念は「誰でも正しく医学的な処置を受けるなら、彼らの気分は正常化し、精神的な問題は解決する」というものでした。投薬効果があったならば、彼らの問題はすべて解決するはずだと思っていたのです。

私もまた、カウンセリングや「祈りだけが唯一の答えだ」という人たちに対しては懐疑的でした。

③悪霊からの解放

このグループの中には、サタンが信者を縛りつけて痛めつけるための道具についてよく知っている、親身で油注がれた信者たちがいます。このグループの中の極端な人たちは、医療もカウンセリングも必要ないと考えています。完全な治療とは、悪霊の攻撃からの解放だと信じているのです。彼らは医師とその医療を疑い、霊的現実が見えない愚かな人たちだと感じていて、投薬によって生じた意識の靄《もや》の中にサタンが隠れるのを手助けしていると考えます。カウンセラーについても懐疑的で、根本的な原因を見過ごし、悪霊からの解放をしていないと考えています。

④心の癒やし

この最後のグループは、「心の束縛は、ただ単に過去に受けた人格的な傷の結果である」と感じているカウンセラーたちです。こうした内なる人の傷の癒やしは、心の解放をもたらします。彼らの多くは、「医療は役に立たないバンドエイドのようなもので、心の根源にある問題を何とかできるなら、悪霊の解放も必要ない」と考えています。

サタンは心の束縛の治療について、クリスチャンが対立するのを見て大いに楽しんでいます。先ほどの後ろから三つのグループが多くの人を助けていることに疑いはありません。それぞれのグループが事実に基づくドラマチックな成功談をもっています。悲しむべき事実は、治療方法の対立の結果、完全な解放を見出すために使ってほしいと神が願っておられる三つの治療方法のうち、多くの人が一つしか受け取らないので、神が意図していたような心の解放にまで至らないということなのです。ある人が一つの領域では解放を経験しても、他の二つの領域では縛られたまま、ということも起こってきます。こうしたことは、「選択した治療法である程度は成功したのに、その後は改善が見られないのはなぜだろう」と困惑しているクリスチャンたちにとって、大きな失望を招きます。治療法における対立と分裂は信徒を混乱させるので、彼らは他の治療法を試してみることに羞恥心《しゅうち》を覚えたり、気が進まなくなったりしてしまいます。そうして次はどうしたらよいのかわからないまま、癒やされずに苦しみ続けることになります。

神が私に示されたのは、「完全な解放を成し遂げるためには、三つの領域すべての束縛において、精神的に病んでいる信徒たちに仕える必要がある」ということでした。「キリストのからだ」である教会は、心の問題に苦しむすべての信徒たちのため、投薬治療と悪霊からの解放、心の癒やしを一つの治療法として組み合わせ、その有効性を認めなければなりません。私たちは今、これらの三つの分野が手を取り合うことによって、はるかに高比率のクリスチャンを心の解放に導いている姿を目にし始めました。

私の意見では、教会は癒やしのコミュニティになるべきです。サタンの王国から男も女も救い出し、暗闇の中にいた時に溜め込まれた傷と束縛から彼らが癒やされる環境に、彼らを連れていくべきなのです。教会はとらわれている人々を解き放つために神が私たちにくださった方法をすべて用いて、心の癒やしを行なう最前線となるべきです。だからこそ、キャシーと私は教会で「変えられた人生を生きる」というセミナーを何度も行なってきました。私たちはクリスチャンたちに備えをさせ、束縛から逃れて自由に歩けるようにさせたいのです。私たちは多くの教材を制作し、教会が人々を人格の変容に導くために使えるようにしました（私のウェブサイトにリストがあります）。

私の視点では、福音宣教の最大のツールは、魅力的なプレゼンテーションでもトラクトでも宣教者でも賛美の音楽でもなく、精神的に変えられ、油注ぎを受けたクリスチャンが出て行って、心の平安と希望をコミュニティに対して提供することではないかと考えています。

この本の目的は、心の束縛とは何かをあなたが理解する助けとなり、心の癒やしと悪霊の追放、投薬治療という三つの治療法の原理を解説することです。クリスチャンの心の癒やしに対して、これらの三つをどのように統合して適用できるのか、あなたにもよりよくご理解いただけるようになるでしょう。

この本が終わるころには、あなたは自分自身の心の解放をどのように始めたらよいのかだけでなく、同じ道を歩んでいる他の人をどのように手助けしたらよいかも、より深く理解できるようになっていることを期待しています。

■祈りましょう

先に述べたように、この本を頭だけの知識で終わらせてほしくありません。あなたに神の力とつながっていただきたいのです。神だけがあなたを癒やし、変えることができるからです。

さあ、あなたを解放へと導く変容の旅路を始めてくださるよう、神に求める祈りをしましょう。これらの祈りは、あなたにとって初めての経験かもしれません。ただリラックスして、神に触れてくださるように、記述した祈りを用いて祈ってください。

祈りの中で、私はあなたへ語りかけてくださるよう神をお招きし、神が癒やしたいと願っておられるあなたの中の記憶や嘘を思い起こさせてくださるように祈りを導きます。そうした記憶や嘘が思いつかなかったとしても、気にしないでください。初めてこの祈りをする場合、それが普通なのですから。慣れてくれば次第に出てきます。

この種の祈りはまた何度も行ないますので、あなたもなじんでくるでしょう。やがて、神に語りかけてくださるよう招く時に、神の声を聞き分けることが難しくなくなってきます。私のゴールは、神があなたの心の中に癒やしが必要な何かを掻き立ててくださった時にいつでも、あなたが自分でこの同じ祈りをささげることができるようになることです。

それでは、次のように祈ってみてください。

天の父なる神さま、私は今、あなたのみまえにまいりました。

私は自分を変えていただきたいのです。

私はこの心の束縛から解放されたいです。

うつ病や不安、気分障害からの肉体の癒やしをお願いします。

これのせいで私は自分の考えをコントロールすることが難しいのです。

私の神経細胞を癒やし、精神の安定を立て直す、あなたの癒やしの油を受け取ります。

そうすれば、私はもう否定的で不安な考えに苦しまなくて済みますから。

お父さま、ありがとうございます。

これらの問題を抱えていることと、「信仰が足りないせいだ」と考えることで
私が感じていた恥も、あなたは取り除いてくださいました。

お父さま、私は心の重荷から自由になりたいです。

そうすれば、過去に起こった出来事についてサタンに嘘を信じ込まされ、
傷ついた時の過去の記憶も、あなたに思い起こさせていただけるようになりますから。

何が起きたのか、その真実をどうぞ明らかにしてください。そうすれば、嘘は取り除かれますから。

お父さま、これらの記憶の中で私を傷つけた人々を赦せるように、私に力をください。

その記憶の結果としてサタンが私に負わせようとしている影響を、どうぞすべて断ち切ってください。あなたが今日、私の鎖を打ち砕いて、自由にしてくださったことに感謝します。この祈りを、イエスさまの御名によっておささげします。アーメン。

次に、心の束縛の中にある三つの「環」を、詳しく見ていくことにしましょう。

第一部◇心を束縛する身体的原因

【第一章】 私は狂ってなんかいないってこと？

「人の心は病苦をも忍ぶ。しかし、ひしがれた心にだれが耐えるだろうか」（箴言《しんげん》一八章一四節）

■恥辱《ちじょく》

私は教会で育ちましたが、心や精神の障害については常にとげとげしく、厳しい口調でささやかれていました。個人的な健康問題は内密の話題であることも、十分な配慮とともに語られるべきであることも理解できましたが、とげとげしい口調のささやき声によってやりとりされる場合には、何か少し違う意図が含まれていました。暗黙のメッセージは「心の病は霊的・人格的な弱さの表われであって、しっかりとしたクリスチャンなら、そういう病気で苦しんだりしない」というものでした。それはつまり、心の病はその被害者の責任であり、自力で片をつけるべきだ、と暗に意味していました。こうした有害な考え方はキリスト教の中に蔓延し、キリストのからだである教会の最も心傷つきやすい部分に恥辱と断罪の山を積み上げてきたのです。

「心の病はすべて、悪霊の働きや意図的に犯した罪によるものだ」と非難する人たちがたくさんいます。後ほど見ていきますが、罪と悪霊が一翼《いちよく》を担うこともあるのは確かです。しかし、すべての心の問題が霊的な原因によるものとは限りません。

■ぼやけた視界とぼやけた思考

第一部では、精神疾患の身体的要因を検証します。私たちは精神医学的診断と治療法の基礎を見ていきますので、あなたはどの人が医師の診察を受けるべきか判断できるようになるでしょう。うつ病や双極性障害、統合失調症、注意欠陥障害などに対する、あらゆるミステリーや誤解、混乱が取り除かれることを私は願っています。

これらのよく見られる病状には、医学研究が効果的な手段を医師に提供してくれています。しかし一般大衆の理解と知識の欠如によって、これらの治療法は本当に必要な人々に届いていません。

この現状は、メガネが初めて世に出た頃の時代とよく似ています。メガネはぼやけた視力を改善するのに有効な手段でしたが、メガネによって改善される視力の不具合を持っていることを人々が自覚していなかったため、大衆にはあまり受け入れられませんでした。ほとんどの人がぼやけてよく見えない状態で生活することを身に着《つ》けていたので、メガネをかけている人のことを笑いものにしていたのです。「もし神が私にもっとよく物を見るようお望みなら、見えるようにしてくれるはずだ。そんなみっともないものを顔につける必要なんかないね」と言っていた人が、必ずいたはずだと私は思いますよ。そういう時代には馬が移動手段でしたから、目があまりよく見えなくてもお役目を果たすことができたのでしょう。乗り手がダメでも、動物は家に帰る道をちゃんとわかっていたでしょうからね。

そうしてメガネを試してみた人は、信じられないほどの視力の改善に「何年も前から使い始めればよかった」と思ったことでしょう。彼らの視力は正常になりましたが、メガネをつける恥辱とともに生きることを余儀なくされました。ぼやけた視力が目に見えるハンディキャップではなかったせいで、周りの人はどんなに彼の視力が良くなったかがわからなかったし、みっともないメガネを批判するほうが、簡単だし受けのよいことだったのです。

それでは、「ぼやけた思考」、つまり思考力低下の問題について見てみましょう。これも第三者にすれば目に見えないものです。患者自身さえ、自分が本来あるべき状態のようにクリアに考えられていないということに気づいていないのです。その人は差し出された助けに抵抗し、助けを求めに行く人をあざ笑いさえします。クリスチャンたちは思考力低下の生物学上の原因を理解せず、精神医学の助けを求めて行く人を批判し、辱める罪を犯してきました。いったいどれだけ多くの私の患者が、教会の指導者たちやクリスチャンの友人たちに「薬を飲むのは信仰が足りない証拠だ」と言われて治療をやめてしまったことか。

■なぜクリスチャンが脳内化学物質を理解しなければならないか

思考力の低下や視力の低下は等しく消耗性の身体障害であって、どちらも治療を要するものです。いずれの症状にも、まとわりついている恥辱などはありません。思考障害のことを視力障害より過大に霊的なものとみなすべきではないのです。文字を読むのにメガネを必要とする方々にうかがいますが、メガネなしで読むほうが、聖書はあなたにより多くのことを語りかけてきたりしますか？　字が読み取れなければ、聖書は沈黙しているだけです。それとも、それはあなたが霊的に死んでいるからなのでしょうか。その状況下では聖書は力を失っているのですか？　聖書の文字を読めないのは、あなたが霊的な攻撃を受けているからなのでしょうか。そうではありませんね。あなたは聖書にまた語りかけてもらうために、預言的な啓示や悪霊の追い出しをしてもらう必要があるのですか？　いいえ、あなたはそのメガネをかけるだけでいいのです。

脳内化学物質についても、それと同様に考えていただきたいと思います。脳内化学物質を正常な状態に戻すためには、この場合は「メガネ」を経口投与してもらわなければならないのですが。思考障害を治療せずに放置してしまうと、読むことも、礼拝することも、祈ることも、人間関係を保つことも難しくなっていってしまいます。その障害は人格、職業、かつ霊的生活に影響しますが、治療の手始めは投薬です。あなたがこの本を読み終わった時に、思考障害を診断して治療するのは当たり前のことなのだと理解してもらえるように願っています。その治療には、恥辱に結びつくようなことはまったくありません。思考力低下を無視することは、メガネをつけることを拒否したせいで聖書が読めなくなるのと何も違わないからです。

気分障害に悩むクリスチャンたちを簡単に断罪できるので、サタンはこれが大のお気に入りです。その症状の治療に成功すると、サタンはよりどころを失います。この症状の治療を拒んだり無視したりすることは、メガネをつけることを拒み、当然の成り行きとしてよく見えないまま生きることを自発的に選ぶのと同じです。この本を通して、投薬治療を囲い込む恥が消え去り、これらの症状が視力障害と同様に社会的に受け容れられるものとなることを願っています。

次の章では、あなたの思考パターンを「推《お》し量《はか》り」、そこに修正すべき何らかの「ぼやけたもの」がないかどうかをはっきりさせていきましょう。この情報はもちろん、カウンセラーや医師による鑑定に置き換わるものではありませんが、鑑定のプロセスの助けになるでしょう。

それでは、こういう問題がいかによくあるものか、これから見ていきましょう。

【第二章】 うつ病は流行《はや》り病になったのか？

「私は自分のいのちをいとう。私は自分の不平をぶちまけ、私のたましいの苦しみを語ろう」（ヨブ一〇章一節）

■うつ病は「流行り病」になったのか

これから話題にのぼる、個々の脳内化学物質不均衡が引き起こす気分障害すべての中では、うつ病が最も一般的です。うつ病は今日の社会において、最も診断されていない、人を無力に陥らせる医学的症状と言えます。二〇一六年九月一日に発行されたカナダ産業会議の研究によると、毎年の医療コストのうち、うつ病が五百億ドル以上の損失をカナダ経済に与え、生産力の低下、失業、罹病率《りびょうりつ》の上昇、自殺、家庭崩壊、人間関係の崩壊、アルコール乱用、人的被害などを引き起こしているといいます。

精神障害は腰痛や糖尿病、心臓病などの医学的症状よりも広範囲な障害の原因となります。他の疾患が特定の内臓機能に影響を与えるのに対し、精神症状はあらゆるレベルの機能に影響します。今や保険会社は精神疾患による驚異的な数の障害補償給付請求に懸念を示しています。カナダの企業数社は、精神障害が最大の病欠理由になっていることに気づき、従業員のための早期発見と予防プログラムに取り組み始めました。

うつ病は、ほとんどの慢性的な病気よりも重い障害をもたらします。様々な治療法が提示されているにもかかわらず、ほとんどのうつ病患者は医師からのうつ病診断を受けないので、治療が受けられずにいます。それは、うつ病が正規に認定された疾患であると認めることができないことと、認識が欠如しているせいなのです。そうして生涯にわたって不必要に苦しみ続け、極度の精神的、情緒的、身体的な苦悶、職場と家庭すべての人間関係の崩壊を招くことが頻繁に見られます。

もし誰かがこの症状に気づき、助けを求めたとしましょう。すると、無知な大衆の「うつ病はその人の人格的な欠点だ」とか「人間的な弱さや意志の力の欠如だ」などという不公平な恥辱に耐え忍ばなければならなくなります。病気と向き合わなければならないのみならず、社会の侮蔑にまで対処しなければならないのです。他のどんな慢性的な病も、大衆にここまで不公平に扱われることなどありません。

WHO(世界保健機構)によると、「毎年、男性の五％、女性の九％がうつ病にかかっている」そうです。そして「人口の一〇～一五％が生涯を通して抑うつ状態を味わっている」と現代精神医学ジャーナルが報告しています。米国健康統計センターは、このよくある症状の罹患者は六七％が診断も治療も行なわれていないといいます。男性の罹患率は低いのですが、症状が発現した時にうつ病であることを否認する確率はずっと高くなります。彼らは自分が気分障害を持っていると認めることを嫌うので、男性の治療はよりいっそう難しいのです。

うつ病は年齢が高くなるにつれて多く見られ、不幸にも「高齢者は落ち込んだ気分でいるのが普通なのだ」と決めつけられて、治療を受けようとしなくなりがちです。これはあらゆる人種と社会的階層で見られ、ストレスがないどころか、完全に健康な人にも発生します。

すべての気分障害は、強力に遺伝します。スタンフォード大学医学部は、近親の家族の一人がうつ病を罹患している場合、生涯にうつ病を発症するリスクは、一般の一〇％に対して三〇％に上ると報告しています。

うつ病は良性の疾患ではありません。ニューイングランド医学報告書によれば、二〇〇七年六月には治療を受けていないうつ病患者の一五％以上が自殺するだろうといいます。自殺者のほとんどは、治療可能な精神疾患患者たちなのです。これは、膨大な数の自殺による死が予防可能であることを意味しています。

二〇〇五年六月、精神医学アーカイブはアメリカ人の五〇％以上が生涯に臨床精神衛生障害を患うようになると発表しました。その診断と治療は不名誉につながるので、ほとんどの人は治療を受けることはないでしょう。不名誉は、治療をするにあたって唯一かつ最大の妨げとなります。罹患者は診断結果によってもたらされる家族や職場の否定的な影響のゆえに、自分の症状を報告することを恐れるのです。

■教会におけるうつ病

私がよく尋ねられるのは、「クリスチャンのうつ病は一般社会よりも多いのか、少ないのか」ということです。これはとても難しい質問ですし、私の知る限りではこの件についてのリサーチは行なわれていません。しかしながら、私の所見では教会内でいくつか傾向がみられるようです。

これはあくまで私の個人的見解なのですが、一般の人々に比べると、福音的な教会の中により多くの割合で抑うつ状態の人が見られるように思います。これはキリスト教が誰かをうつ病にしているという意味ではありません。このことの説明としては、福音的な教会が「求道者」をあえて惹《ひ》きつけているからではないかと考えています。「求道者」とは、自分の人生には何か欠けているものがあると感じ取っていて、その心の空虚さについて答えを探し求めている人のことです。こうした人々はキリスト教会がもたらす希望の福音を最もよく受け容れる人々です。ですから、私たち教会はキリストを見出した人々や求めている人々で満たされていきます。うつ病の人々は集団の中でも、最も粘り強い求道者たちです。彼らは何かがおかしいと気づいているのですが、それが何か、どこへ行けば解決法が見つかるのかがわかりません。ですから、私たち教会があっという間にうつ病の求道者で埋められていくのは無理もないことなのです。

救われた後、うつ病の求道者には何が起こるのでしょうか。うつ病が治療されず、癒やされないままに残れば、後ほど一緒に見ていきますが、脳内化学物質の不均衡が信仰の成長という側面で重大なハンディキャップとなります。祈ること、礼拝すること、人と付き合うことが、抑うつ状態の時は非常に難しくなるのです。もし、新しく信仰を持った人がうつ病を患《わずら》っていて、その気分障害を誰にも助けてもらえなかった場合、その人は神との歩みをする勇気をくじかれてしまい、あきらめて元のライフスタイルに戻っていってしまうかもしれません。うつ病を患う新回心者の欠落率は、驚くほど高いのです。

もし教会がこのことに気づいていれば、精神的・霊的な問題に関わる救助センターになれるのにと思います。うつ病を患う新回心者がこの本にある情報を用いた治療やサポートに導かれたならば、もっと多くの人が回復し、神との歩みを充実させることができるのですが。精神的・霊的ニーズに応えるサポートグループの環境下で、十二段階のプログラムを通して多くの人が救いを見出していくのを、私はずっと見てきました。もし私たちが霊的・精神的希望のメッセージを最も必要としている人々のところへ携えていけるなら、クリスチャンの福音宣教の効力は大いに向上することでしょう。

それでは、心の束縛の原因となっている、最も一般的な身体的状態について考察していきましょう。

【第三章】 うつ病とは何か

「私にはむなしい月々が割り当てられ、苦しみの夜が定められている。横たわるとき、私は言う、『私はいつ起きられるだろうか』と。夜は長く、私は暁まで寝返りをうち続ける。私の肉はうじと土くれをまとい、私の皮は固まっては、またくずれる。私の日々は機の杼よりも速く、望みもなく過ぎ去る。思い出してください。私のいのちはただの息であることを。私の目は再び幸いを見ないでしょう」(ヨ

ブ記七章三〜七節）

■気分がふさぎ込むのは普通にあることなのでは？

アシュリーは十七歳の高校生でした。その年頃にはよくあるように、彼女も「受け入れられたい、みんなの中に溶け込みたい」という悩みを抱えていました。この年、彼女は友だちとうまくいかず、誰のパーティーにも呼ばれないということがありました。アシュリーは傷ついて、仲間外れにされたと感じ、友だちと顔を合わせることになるので、教会にも行きたくなくなりました。学校は唯一楽しく過ごせる場でしたし、彼女の成績は非常に良かったのですが、アシュリーは落ち込んでいきました。

ボブは三〇歳で、数年前までは成功している会計士でした。彼は次第にいつもの仕事を続けることがしんどくなっていくことに気づきました。仕事を終えるまで注意を集中しておくことができなくなり、いつも疲れていました。彼はささいなことをどんどん心配するようになり、痛みを感じるようなことがあれば、何でもガンなのではないかと思い込むようになりました。夜は眠れずにただ横たわり、前日にやった仕事にミスを犯したのではないかという考えを止めることもできずにいました。人生は戦いとなり、毎日生き残るための戦いを続ける気力も失いつつありました。そして仕事や家族にも何の関心も持てなくなり、ふさぎ込んでいったのです。

ボブもアシュリーもふさぎ込んでいきましたが、彼ら二人の間には大きな違いがあります。一般人には、ふさぎ込み方が正常か異常か、正確な識別はできないのです。何よりも助けを必要としているこの二人を助けようとするなら、どちらがうつ病という疾患に悩まされているのかを見分けなければなりません。

うつ病は、きわめて最も好発する精神疾患の形態です。それは「人によって異なる」という、十分に定義できない状態です。最近起こった残念な出来事によって不幸せな気分になっている誰か（アシュリー）の一時的な「落胆」と、人生のすべての関心を長い年月にわたって失っている誰か（ボブ）の、深刻で破壊的な絶望との違いをはっきりと区別できなければなりません。「ブルーな気分」とよく言い表わされるような一時的な気分の変動に対しては、私は「落胆」という用語を使い、疾患とはみなしません。うつ病という用語は、専門的な支援を必要とする、長期化した気分障害のためのも

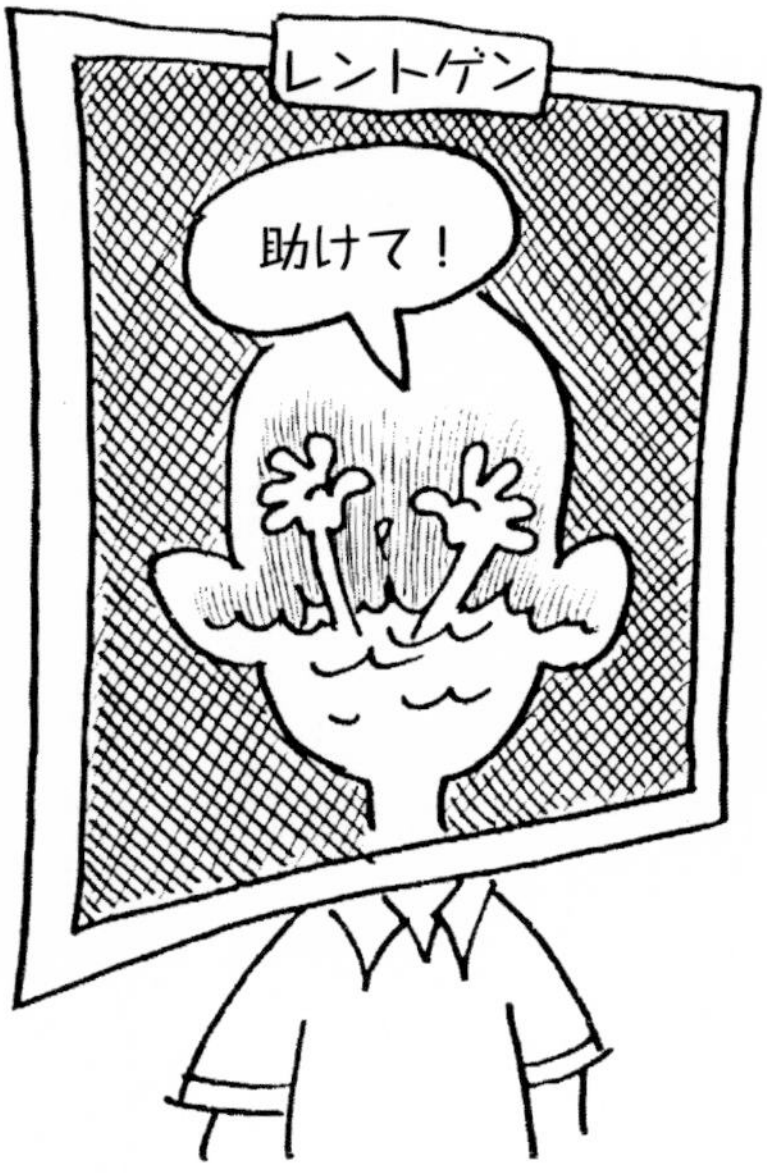

気分障害の測定検査はまだありません

のです。

これらの二つの症例を見極めるのは常に簡単なことではありませんし、かなりの訓練と経験が必要です。今のところ、精神疾患を診断できるエックス線検査や血液検査などというものはありません。その人が何を考えているのか、何を感じているのかを理解することだけが、これらの症例を見分ける唯一の方法です。診断を下す際のこの難しさこそ、治療するための適任者を見つけることが至難のわざとなっている原因なのです。

【第四章】　気分障害の診断テストはまだ存在しない

現時点で、助けを求めているうつ病の人を見つけるための、精密で客観的スクリーニング検査機器はありません。視力検査用のチャートが広く出回っていて、一般的に受け入れられているので、視力障害を持っている人を検出するのはとても簡単です。私たちのうつ病診断は、「自分が何を考えているか、気分障害をよく理解している人に伝える」という相手の力量にかかっています。これには卓越した洞察力と動機、言語スキルを要します。

自分の思いを伝達することができなくなっているせいで、多くの患者さんたちが治療を受けられずにいます。私たちには検査方法がないので、誰かがうつ病にかかっていても立証できないのです。これによって、うつ病の人が「治療を受けないように」とか「その症状に対する他の説明を受け入れちゃいけない」という、懐疑的な人々の影響を受けるままになっています。精神状態を測定できないことで、精神医学は「当てにならない、見通しの立たない、まじないのようなもの」で、「避けて通るべきものだ」と人々に見られてしまっているのです。これは、精神科医が患者に「計測できないもの」にも科学的で信頼できる治療方法があるのだと説得する上で、常につきまとう問題です。

真のうつ病と、私が「落胆」と呼んでいるものの違いを知ることは、とても重要です。落胆は一時的なものであり、はっきりとした原因があって、その人が関連性のない他のことでは楽しんだりできるものです。これは支援的なカウンセリングと、時間の経過によって解決します。落胆している人は集中力と良好な思考コントロールによって、依然として希望を持つことができます。先ほどの例では、アシュリーはこのところ置かれていた状況によって嫌な思いをしましたが、それでもかなりの集中力を要する学校の成績はうまくいっていました。彼女は人生の出来事における落胆という診断基準に相当していたのです。

うつ病は通常、非常に長期にわたり、絶え間なく続く症状です。常にではありませんが、たびたび「悲嘆」を特徴とします。何をしても楽しめず、すべての関心は消え去っていきます。全般的に希望が持てず、思考を巡らせることやコントロールすることが不可能になります。ほとんどのうつ病患者が「考えたくもない否定的な思いを閉め出すことができない」と言います。この目まぐるしい「思考の空回《からまわ》り」が、集中することを困難にさせているのです。ここには、「落胆」よりもひどい、無力化された症状があります。ボブはまさにうつ病でした。彼は何年もそうして苦しんでいたのです。彼の集中力と思考コントロールは悪化の一途をたどっており、人生に関するあらゆる興味を失っていました。ボブには投薬治療とカウンセリングが必要でした。アシュリーに必要だったのは友だちか、せいぜいカウンセラー程度です。

■うつ病の原因とは？　彼らは正気を取り戻せないの？

脳は各領域にわかれているというか、身体のあらゆる活動をつかさどる「司令塔」です。これらの司令塔は意識的思考とは無関係に、自動的に身体を統制するよう働きかけています。例えば、瞳孔《どうこう》の大きさはこうした司令塔のもとに継続的に調整されていますが、あなたは一切それをコントロールしていません。

身体の活動を制御する司令塔の中で、神経細胞は互いに干渉し合い、筋肉細胞の動きを作り出しています。このプロセスは手足を動かそうという意志によって引き起こされます。脳内の運動連合野にある神経細胞は、動作を行なうための筋肉につながる神経細胞へ指令を送ります。もしここで運動をつかさどる神経に何らかの神経損傷や脳内化学物質の不均衡があった場合、情報伝達信号が伝わらなくなり、身体を動かせなくなります。手足を動かそうという強い意志がどれだけあっても、何一つ動くことはありません。これが脳卒中の後に起こる状態です。動こうという意志があっても、神経の損傷のために何も動かせないのです。

あなたが意図したとおりの反応を返すよう神経細胞が正常に働いていれば、あなたは手足を自発的にコントロールするだけです。もし指揮系統の神経が正常に機能していないならば、あなたがどんなにそうしたいと思っても、何も動きません。

この状況は、ガソリンを満タンにして出発の用意ができている高性能のスポーツカーを思い浮かべることで説明できます。運転技術の高いドライバーがシートに座り、地図を出して、応援の観衆に手を振っているとします。運転するための環境は完璧です。ドライバーが車道へ出て行こうとすると、車のハンドルがついていないことに気づくのです。彼はどこまで行けるでしょうか。

この筋書きでは、強い意志があっても、目に見えない内部の問題があって車のコントロールをドライバーから奪っているので、何も起こらないというわけです。

思考を形作るということは、腕を動かしたり、まばたきをしたりするのと同じくらい物理的な事象なのだと知ることが肝要です。脳内の神経細胞は、動作を行なうのと同様に思考を形作ることを可能にしてくれているのです。すべての神経細胞が正常に働いている時にだけ、私たちは思考を完全に支配することができるようになります。このプロセスは身体の他のどの部分でも、同様の不具合を起こし得るものです。もし神経細胞の不具合や神経伝達物質の不均衡があったりすると、思考をコントロールしようという強い意志があったとしても、私たちは自発的な思考コントロールを失ってしまうことがあるのです。脳のどこかに思考の内容とスピードをつかさどる神経細胞があります。私はこれらの細胞を「気分の司令塔」と呼びたいと思います。この司令塔は、私たちが何を考えるか、それについてどれだけの速度で考えるかをコントロールしています。つまり、気分や集中力をコントロールしているのです。

神経細胞がこの部位で正常に働いていれば、私たちの集中力と気分は常に正常な範囲に収まっているでしょう。気分を測定することはできませんが、気分が正常ならリラックスし、満足し、自分の考えをまとめることができていると感じ、普通に集中力があって、すっきりとした頭でストレスにもうまく対処できるはずです。

私がこんな風に「正常」な誰かを知っているかといえば、あまり自信がないのですが……おそらくそういう人たちは抜きん出ているでしょうし、つまらないのではないかと思いますね。

司令塔がうまく機能している時、私たちの気分は落ち込むほどの否定的なストレスや、ウキウキするような肯定的な緊張感などの度合いにかかわらず、常に正常な範囲へと引き戻されていくものです。まるで回転し続ける限り常に垂直な姿勢に戻っていく、おもちゃのコマやジャイロスコープのように。

こうしたコントロール機能を調整するために脳細胞から分泌される、神経伝達物質という特殊な化学物質があります。この物質の分泌を妨害するような何かが起こると、司令塔は機能不全となり、気分は正常範囲から逸脱《いつだつ》して思考をコントロールする能力を失ってしまいます。例えば、脳内化学物質の不均衡があると、私たちの思考がどんどん空回りしてしまい、何を考えたらよいかコントロールすることができなくなってしまうのです。何か肯定的なことが起こると、思考は制御を失って興奮し、暴走してしまいますし、何か悪いことが起ころうものなら、どんどんふさぎ込んでいってしまいます。私たちは思考のブレーキをかける力を失ってしまうというわけです。

通常の精神疾患は気分の統制をつかさどる脳内化学物質の不均衡による結果だということが、今ではかなり確立されてきました。この不具合の傾向は通常、遺伝します。症状は特に理由なく発現するか、遺伝的な傾向を引き出すようなストレスの多い環境によって抑うつ状態が表われます。こうした事実が発見された結果、うつ病は医学的治療への対応が必要な身体的疾患であるとみなされるようになってきました。

うつ病は遺伝的性質によるものなので、引き金となるストレスは必ずしも要件ではなくなりました。時に、うつ病は何の明白な原因もなく何年にもわたって進行していくことがあります。しかし、すでにうつ病の遺伝子を潜在的に持っている人にとっては、ストレスがうつ病の引き金になることに疑いの余地はありません。もし非常に強いうつ病の潜在的遺伝子があって、ほんのささいなストレスでも引き金になるとすれば、病態と症状がかなり若いうちに発現するかもしれません。遺伝子のつながりが弱かった場合は、障害を引き起こすには強いストレスが要件になり、人生の終わりに近づくまで症状は発現《はつげん》しないか、あるいはまったく発現しないかもしれません。

うつ病の治療はストレスによって引き起こされたか否《いな》かによらず同じです。脳内化学物質の不均衡が明らかであれば、原因に関係なく治療できます。こんな風に考えてみてください。もし誰かが足を骨折したなら、その人にはギプスが必要になりますね。その骨折が転んだせいなのか、交通事故に遭ったからなのかは関係ありません。その結果起こった障害に対する治療は同じなのです。

脳内化学物質の不均衡が修正されれば、その人の思考コントロールは修復されるので、ストレスにもうまく対処できるようになります。

■うつ病の人はどんな風に感じているのか

うつ病には非常に多種多様な症状があり、それぞれが異なったパターンを持っています。おおざっぱに言えば、うつ病の人々は通常は長期にわたって明白な理由もなく悲嘆を感じています。通常、うつ病の発病初期はとてもゆっくりと密かに進行していますので、その人は自分が抑うつ状態へとゆっくり滑り落ちていっていることに気づきません。彼らはただ徐々に悪化の一途をたどり、自分では人生に起こる出来事に普通に対応できていると思い込んでいます。うつ病の兆候はしばしば十代の頃に起こりますが、その当時には「ただの思春期だから」と片付けられてしまうこともあります（後ほどの章で説明します）。

　私のクリニックでは、うつ病から回復した後、「最後にこんな風に気分がいいと感じたのはいつでしたか」と尋ねます。すると大抵の場合、「今みたいに気分がいいなんて感じたことは、生まれてから一度もありません」、または「二〇年はありませんでした」という答えが返ってきます。これは当初の私にはショックでしたが、いかに病状が徐々に進んでいくのか、彼らがどんな風に抑うつ状態であることに慣れていたかをよく表わしています。

　うつ病の人々は、かつて喜びをもたらしてくれていたほとんどすべてのことに対して興味を失っていきます。敗北感と無力感、絶望感を感じ、祈ることができず、神に罰せられているように思い、神の赦《ゆる》しにも他の誰の愛にも価値を見出せなくなってしまいます。彼らは「赦されない罪」を知らないうちに犯していたために神がもう耳を傾けてくれなくなった、神に見捨てられたと感じます。自分はクリスチャンとしても、人としても

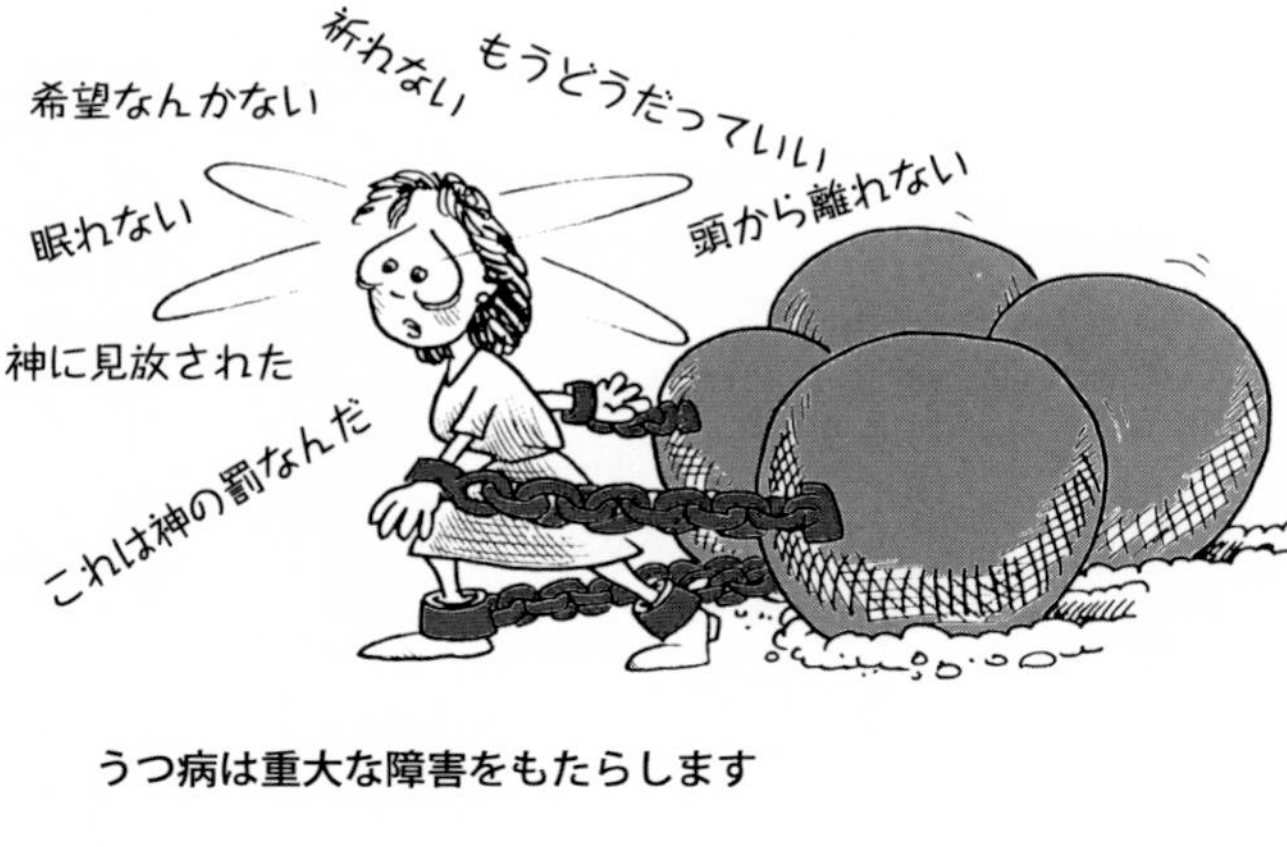
希望なんかない
祈れない
もうどうだっていい
眠れない
頭から離れない
神に見放された
これは神の罰なんだ

うつ病は重大な障害をもたらします

失格だと考えます。罪責感《ざいせきかん》に責めさいなまれ、「立ち直る」ことなどできないのだと自分を断罪します。中には怒りっぽくなって、周辺にいる人を自分の不幸の原因だと決めつけ、誰かれ構わず攻撃したりします。リラックスすることも、満足することもできません。性交渉や肉体的な関係についての関心が減退することもあります。

うつ病を患う人々は、絶え間なく心配事が頭に浮かび、不快な考えの暴走をコントロールできないので、睡眠に重大な問題を抱えていることがよくあります。多くの人は異常に早く目覚めてしまい、似たような思考の暴走のせいで、もう一度眠りに戻ることができません。また他の人は、まるで不快な現実から逃避するかのように眠りすぎてしまうのです。

頭の中から追い払うことのできない、不快で気の滅入《めい》るような考えが継続的に流れ込んできて苦しんでいるような時に、仕事や楽しいこと、読書に集中するのは不可能です。思考は、まるで同じ場所で音が苦痛なほど繰り返して止まらないレコードやCDのようになってきます。この状態では、うつ病の人々は思考の管理人や生みの親というより、被害者になってしまうのです。何かを読んでいる時、人は単語を読んではいるのですが、その意味を理解するためには何度も文章全体を読み返す必要があります。しかし、患者にとっては何かに意識を集中していることが難しいので、記憶は失われ、関心の消失や疲労によって、どんなプロジェクトもやり遂げることが非常に難しくなってしまいます。

疲労は、うつ病の人々の八〇%を制圧していきます。かつては楽しかったし簡単だった日常的な責務が、膨大な事業のように見えてきてしまうのです。何もかもが大変な努力をしなければできなくなり、すべての活動は避けるべきものに変わってきます。うつ病の人々は、自信がひどく低下して集中力も損なわれてくるので、決断を下すことが非常に困難になってきたことに気づきます。不安が思考パターンを占め続けるようになり、打ち消すこともできません。うつ病の人々は、以前だったら気にも留めなかったようなささいなことにも何もかも、思い煩うようになってしまいます。五〇％のうつ病患者は、思い悩むことをやめられません。極度の恐れと不安が、自分は汚れているのではないかという感覚を取り除くために繰り返し手を洗ったりする異常な行動を引き起こすことがあります。これは後に説明する「強迫《きょうはく》性障害」（ＯＣＤ）としても知られています。

診断や治療が不可能な身体症状を訴え、頻繁に医師を訪ねることに夢中になる場合があります。慢性的な痛みはよく見られますが、その裏にうつ病が潜んでいることがあるのです。不幸なことに、医学的な治療は痛みにのみ向けられ、気分障害は治療されず、精神障害も引き続き検査されないままとなってしまうのです。慢性的な痛みを訴える患者の六〇％は、臨床的うつ病を抱えていますが、それらは社会的に受け入れられないような病状を調べる検査を避けるため、うってつけの痛みの裏に隠れているのです。

うつ病にかかっている間は社会的な生活は難しく、教会に行くことも非常に煩わしくなります。うつ病の人々は「教会に行っても何も得るものはない」と感じ、「何もしてくれない」と不平を漏らしたり、牧師や教会員のことで複数の不満を抱え込んだりしていることもあります。そうして自分の必要を満たしてくれる会衆を探して、始終教会を変わったりすることもよくあります。泣き出すことも頻繁に見られるようになります。他者を責める傾向があり、自分の不遇を特に配偶者や家族、神のせいにします。

これらすべての症状はそれ自体よく見られるもので、必ずしも精神疾患の表われとは限りません。しかしながら、二カ月以上にわたって毎日のように継続的にこれらの症状のいくつかが見られる時は、治療すべき疾患が隠れていることを疑ってみるべきです。後の章で、うつ病の症状を発見するためのリストをより詳しくご紹介します。

うつ病は、私たちが考えたり感じたりするあらゆる能力に影響をもたらします。私たちの個性を鈍らせ、他者との関係や出来事への判断を変えてしまい、身体的な痛みを悪化させ、人間関係を破壊し、コミュニケーションを分断して睡眠や食事などの生活パターンを変えてしまいます。そして周囲にいる者すべてに否定的な影響をもたらすのです。これほど広範囲にわたって障害と荒廃をもたらす疾患はほんのわずかしかありません。

うつ病は好発《こうはつ》する病状の一つですが、確立されたテスト方法がなく、身体的な痛みや疲労、燃え尽き状態などによって仮面をかぶっているので、診断が下されないことがよくあります。ある種のうつ病は冬の間だけ見られるもので、季節性情動《じょうどう》障害（ＳＡＤ）と呼ばれます。このタイプのうつ病の場合、夏の間は全く無症状で、秋になると毎年気分が下降していくことに気づきます。冬の暗い数カ月の間、典型的なうつ病と完全に一致する症状を呈していながら、春になると自然に緩和してしまうのです。光学セラピーはいくばくかの患者に効果が見られます。投薬治療の代わりに、一日に何時間か特別な形状のランプの前に座る治療を伴うものです。これは私見ですが、私のクリニックを受診するほとんどの人が季節性情動障害を疑ってきていて、実際は通年性のうつ病を患っていながら、冬にのみ症状を自覚していることがあるのです。そうした人々には冬季のみの治療よりも、通年の継続した治療に効果があります。

■軽度のうつ病

ほとんどのうつ病のケースは軽度です。症状が軽い場合、多くの人はそれを無視して治療も受けないので、慢性的な気分障害のままでいますが、それに気づいていません。この型のうつ病の人は、増大するストレスや経年化によって重い抑うつ症状に移行する罹患率が非常に高くなります。彼らはしばしば、慢性的ではっきりしない身体症状を訴えます。例えば、持続性の頭痛や腹部の痛み、睡眠の質が浅い、疲労感や食欲減退など、医学的症状の形態にあまり適合しないようなものです。また、こうした軽度のうつ病患者は、人間関係の希薄さを伴う傾向があります。

もう一度、ここで視覚異常についての比較を思い描いてみましょう。近視の人のほとんどは軽い症状だけで、目が見えないことを意思表示する白杖《はくじょう》が必要になるのは、わずかな人のみです。それでも私たちは普通、字を読んだり車を運転したりする際に便利ですし、生活の質が向上するからと、そうした軽度の視力低下に対してメガネを処方することがあります。同じことが、気分障害の場合でも言えるのです。軽度のうつ病の人についても、その障害が明確に彼らの生活や人間関係に影響しているのであれば、治療をするべきでしょう。残念ながら、このグループは助けを借りるよう説得するのが最も難しく、検査をしにくい人々です。軽度のうつ病の場合でも、重いうつ病の人と同じ治療を受けます。この種のうつ病は、広義に単極性《たんきょくせい》うつ病と呼ばれます。

後の章に、軽度うつ病の症状チェックリストがあります。これらのチェックリストによって、あなたは自分自身や家族を診断し、治療が必要かどうかを見分けられるようになるでしょう。

次に、うつ病がどのようにして私たちの人生の多くの分野を破壊していくかを考察していきましょう。

【第五章】　医療問題が社会を崩壊させる？

「自分は荒野に一日の道のりを入って行った。彼は、えにしだの木の陰にすわり、自分の死を願って言っ

た。「主よ。もう十分です。私のいのちを取ってください。私は先祖たちにまさっていませんから」(第一列王記一九章四節)

私の考えでは、うつ病ほど本人の人生や周囲の人々の生活にここまで重大な破綻《はたん》を来たらせる医療問題は存在しません。うつ病はあらゆる活動域と人間関係に影響を及ぼし、社会のどんな階層にも見られます。この章では、うつ病によって徹底的に破綻させられてしまった、ありがちなケースをいくつか見ていきましょう。

■うつ病は結婚生活に悪影響を及ぼすのか

デイヴとメアリー(仮名)は二十代の初めに結婚し、何年も素晴らしい結婚生活を送ってきました。しかしながら、デイヴはこの数年、悲嘆と心配の度合いを増してきて、仕事のキャリアにも、教会に行くことや人付き合いにも関心を失ってしまいました。そして、それを彼は自分が四十代になろうとしていることや、彼の肩にかかる財政的な重圧のせいにしました。昨年は自分の子どもたちへの関心もなくなり、自分の置かれている状態について神に文句を言い、メアリーともめったに話をしなくなってしまいました。彼はメアリーに「もう君のことを愛していない。僕たちは別居を考えるべきだ」と言うのです。メアリーはショックを受け、打ちのめされ、混乱して何をどうしたらよいのかわからない有様《ありさま》でした。

デイヴはうつ病の初期の段階を患っていたのですが、どんどん悪化していきました。彼は長い間ずっとそうして生きてきたので、自分が病気だということに気づかなかったのです。彼は「自分の精神状態を悪化させている」ストレスの出どころをいくつも見つけ出していたので、自分の反応は理にかなっていて筋が通っていると思っていました。彼のうつ病は仕事と霊的生活、結婚生活を破綻に追い込んでいったのです。もし彼が誰かの手を借りようとしなかったら、ふたりの結婚生活は終わっていたでしょう。

うつ病とすべての気分障害は、家庭の内側と外側、双方の人間関係を破壊していきます。結婚生活は、うつ病に冒された配偶者によく見られる不機嫌やいら立ち、倦怠感、無関心によって、ひどく張り詰めていました。バイオメド・セントラル社の二〇一五年四月の公衆衛生ジャーナル誌によると、精神疾患を患う配偶者を含むカップルは、離婚のリスクが通常の二倍になるということです。その人のうつ病が進めば進むほど、結婚生活は不満を感じさせるものになっていきます。私のクリニックでは、結婚生活の破綻の最も一般的な原因は配偶者の気分障害です。うつ病に苦しむ人を治療することは非常に重要です。それによって結婚生活を救えるからです。

■思春期うつ病は人生のある時期に起こる正常なもの？

ヴァージニアの両親は、どうして娘が変わってしまったのか、ただ理解できませんでした。一二歳になるまでは、娘はそれはそれは物静かで良い子だったのです。彼女はとても心配症で引っ込み思案でしたが、小学校ではうまくやっていました。ところが高校に入り、ヴァージニアは怒りっぽくなり、イライラして反抗的になると同時に、授業をさぼるようになったのです。その不機嫌さを解消できるのは、ほんのわずかなものだけです。彼女は自分の部屋に長時間引きこもり、音楽を聴いているようになりました。何がいけなかったのでしょう？　両親は「これはティーンエイジャーだからなのか」とも思いましたが、彼らの家庭生活すべてを荒廃させていたのです。

ヴァージニアは、うつ病でした。ティーンエイジャーの頃には、抑うつ状態やいくつかの気分障害が起こりがちです。全米精神衛生学会は二〇一五年に「アメリカのティーンエイジャー人口のうち、一二％は臨床的なうつ病であると発表しました。高校生一四％は毎年真剣に自殺を考えているといいます。カナダ精神衛生協会は「カナダ人の一〇歳から二四歳までの主要な死因の第二位は、自殺である」と報告しています。それはティーンエイジャーの死因としては、交通事故に次ぐものとなっているのです。

うつ病は、いずれ過ぎ去るような普通の発達段階ではありません。思春期の気分障害は学力の向上や人格形成に重大な問題を引き起こします。成人の気分障害のうち、多くは思春期に端を発していますが、「ティーンエイジャーは情緒不安定になりがちだけど、それはそういう時期だからだ」という一般認識のせいで、診断を受けることがないのです。ふさぎ込んだりイライラしたりしているティーンエイジャーは、「普通の若者の反抗期を経験しているだけだから」と決めつけられ、治療可能な疾患を患っているとは思われないことがよくあります。これは実に悲劇的です。うつ病のティーンエイジャーも、大人と同様に投薬治療で効果を上げられるのですから、彼らは不必要な苦しみを味わっていることになります。治療をせずにいれば、彼らは生涯にわたって破壊的な結果をもたらす精神的、学力的かつ社会的障害を悪化させてしまうことになるかもしれません。

注意欠陥障害（ＡＤＤ）を患う子どもたちが情緒不安定に陥るのはちょうどティーンエイジャーの時期で、彼らを治療することはとても大切なことなのです。思春期うつ病の症状は大人と同様で、相当な度合いのいら立ち、反抗的な態度、学校生活への関心の欠如、低い自己肯定感などが挙げられます。うつ病のティーンエイジャーは、以前は気に入っていた活動も楽しむことができなくなってしまいます。食習慣が変わり、常に疲労感を訴え、引きこもりがちだったり心配症になったりします。また、盗みやケンカ、法的問題を起こすなど、反社会的な行動を示すこともあります。うつ病のティーンエイジャーは社会的に望ましくない存在だと思われているため、友だちも多くありません。繰り返し襲ってくる不快で否定的な思考を鎮《しず》めようとして、多くの子どもたちがドラッグや酒に走ります。この状況下では、依存症に陥ることも珍しくありません。うつ病の若者がいる家族は、そのいら立つティーンエイジャーの若者が引き起こす混乱と衝突に、絶えずさらされています。

思春期のうつ病は、遺伝によるものが大きいです。私の経験では、ティーンエイジャーの患者は大人の場合と同じ投薬治療に対し、同じくらいの比率で効果があります。しかしながら、ティーンエイジャーとその親のどちらに対しても、投薬治療の必要性を説得するのはかなり大変です。結果的に、大多数の思春期気分障害は診断も治療もされずじまいで、その後何年にもわたる不必要な不調の原因になるとともに、場合によっては死につながっていきます。この本の後の方で、思春期によく見られるうつ病のチェックリストをご覧いただけます。

■閉経後・月経前症候群（ＰＭＳ）はうつ病の原因となるのか

月経前症候群（ＰＭＳ）は、月経の七日から十四日前に、月経周期のホルモン分泌変動によって起こる、非常になじみのある症状です。肉体的、心理的双方の症状で、月経が始まると通常は消えてしまいます。このＰＭＳの期間、多くの女性が深い抑うつ状態に陥ります。どうしてそうなるのか誰にもわかりませんが、幾人かの研究者が「気分を調整する脳のセロトニンレベルに対し、エストロゲンレベルの変動が影響を与えているのではないか」と推察しているようです。月経サイクルのこの期間、気分の変動が特に重症になったものは、現在では「月経前不快気分障害」（ＰＭＤＤ）と名づけられています。閉経期国際ジャーナルの二〇一二年六月号に、この障害が生殖可能年齢にある女性たちの八％に影響を及ぼしていると言っています。

閉経期はうつ病の原因として始終やり玉に挙げられていますが、心ない言い方で「心の閉経」と呼ばれることもあります。これは間違いです。閉経に際して情緒不安定になる義務などありません。閉経や通常の月経周期に伴うホルモンの変動が精神状態に影響を与えていることに、疑問の余地はありません。私の所見では、閉経と月経前症候群は、潜在していた既存のうつ病の症状を増悪《ぞうあく》させる傾向があります。例えば、一人の女性がまだ診断を受けていない軽度のうつ病を何年も患っていたとします。閉経や月経前に起こるホルモン変動が、その人のうつ病を治療が必要になるほど増悪してしまう可能性があるのです。閉経や月経周期が常にうつ病の原因になるわけではありませんが、隠れていたものが明らかになるほど症状を増悪することがあります。

女性が閉経や抑うつ症状を訴えて受診する時、大抵の場合は閉経に伴う症状の治療だけが施され、隠れたうつ病のことは見過ごしにされてしまいます。この二つは、個別に治療することが大切です。どちらもれっきとした、生化学的で治療可能な症状です。閉経も月経前不快気分障害も、抗うつ薬がよく効きます。

この他にも閉経後の女性の人生には、ホルモンの状態に関係なく精神状態を増悪する要件があります。もしかしたら、その人からの遺伝による軽度のうつ病を既に発症している十代の子どもが家にいるかもしれません。これは、その人のストレスレベルを著しく上昇させるでしょう。

その人は未診断のうつ病に苦しんでいる男性と結婚しているかもしれませんが、男性というものは誰かの助けを借りようとはしないものです。彼は自分の精神状態を彼女の閉経のせいにして責めるかもしれません。閉経後の女性はいつだって、中年の危機を通過中で自分のうつ病を認めない男性にとって、格好のターゲットとなってしまいます。

■高齢者がうつ病になるのは普通のことなのか

晩年になるとうつ病は一般的に見られるようになりますが、見過ごされがちであるとともに、その症状が通常の加齢によるものだと誤って考えられることがよくあります。社会全般では、うつ病は晩年に起こるものと思っていますので、無視されています。これは思春期のうつ病を放置することとよく似ていて、そのくらいの年齢の人たちには普通のことだと考えられているのです。

うつ病の発病率は、年齢とともに上昇していきます。これは神経細胞の化学物質レベルが低下してくるからだと考えられています。もし他に関係性のない慢性疾患を持っていると、このレベル低下はさらに悪くなるようです。全米衛生学会は「脳卒中から生還した人の三三％以上が臨床的にうつ病を患うようになっている」と発表しました。また、晩年にはうつ病を急激に促進させるような、ストレスのレベルと誰かを亡くす率が高くなります。高齢者のグループは自殺の成功率が最も高くなるのです。

うつ病は痴呆と混同されやすく、痴呆に伴って発見されることもあります。うつ病はどの年齢層でも効果的な治療が可能なので、独立した病態として治療することが非常に重要です。他の年齢層の場合と同様に、悪化する病として高齢者のうつ病を治療するべきです。高齢者にも投薬が効果的です。高齢者のうつ病、経過をよく観察することが大切です。彼ら自身と介護にあたる身内の者たちの生活の質は、適切な治療によって大いに改善するからです。また、うつ病の精神状態はその人を肉体的な疾患にかかりやすくさせるという確かな論拠があります。例えば心臓発作の後で、うつ病の患者はさらなる発作を起こすリスクが増大するのです。

■なぜ人は自殺するのか

うつ病は潜在的に致命的な疾患で、残念なことに自殺がよく起こります。前にも述べましたが、未治療のうつ病患者の一五%は自殺に成功しています。

自殺について考えたり計画したりする時、人は失望感にのみ込まれており、死だけが今の現実という拷問から逃れる唯一の方法に見えてしまっています。うつ病患者が他に深刻な疾患を持っていたり、最近親しい誰かを亡くす経験をしていたり、顕著なストレスの下にいたり、酒やドラッグを使っている場合は、自殺をしようとする傾向がより一層強くなります。そして、自殺未遂をしたことのある人は、晩年になって自殺を試みる傾向があります。

自殺について口にしたり自殺未遂をしたりする人々の多くは、実は助けを求めています。その時点で、私たちはその脅威を真剣に受け止め、その人を治療へと導いていくべきなのです。それを「単に手伝ってほしいだけだ」とか「こけおどしだ」と無視することは間違っていますし、危険です。この段階で私たちが介入すれば、多くの命が救われることでしょう。

あなたがもし愛する人の自殺リスクについて心配しているのなら、こうした典型的な兆候に警戒してください。人の気分というものは急速に落ち込んでいくものなので、彼らはその前に失望や絶望で頭がいっぱいになっています。もはや結果など気にもかけないような、本来の性格と異なる無軌道な行動に目を配ってください。中には、より引きこもりがちになったり友だちや様々な活動に関心を失ったり、食事をしなくなったり、重要な財産を手放してしまったりする人もいます。最もはっきりした兆候としては、死についてあからさまに議論をしたり、保険に加入したり、遺書を書き換えたりするというものです。もしこうした兆候が見られたら、その人は緊急に医療の援助を必要としています。決して見落としてはいけません！　もし誰かが最近、自殺未遂をしたなら、その人たちは既に抱えていたうつ病に加えて、さらに罪責感と恥という重荷を負い、苦しんでいるのですから、多大な愛とサポートが必要です。

自殺未遂があった時など、私はよく悪霊の働きについて尋ねられます。私の所見ですが、精神疾患だけでも人はひどく責めさいなまれますから、自殺はたった一つの逃げ道のように見えてしまうのです。後の章で取り上げますが、サタンはうつ病やあらゆる精神疾患が大好きです。あなたが自分の思考をうまくコントロールできなくなっていたり弱っている時、サタンはあなたの心の中に彼の考えを潜り込ませたくなるのです。あなたの気分が低迷していて否定的な考えでいっぱいになっている時、彼は「考えてみる価値がありそうだ」とあなたに思わせるために、あなたの心に「自殺」という考えを植え付けておきます。この方法で、彼は自殺を引き起こさせるために病気を利用するのです。しかしながら、まったく抑うつ状態でない時に悪魔的な自殺念慮《ねんりょ》を抱いていた患者さんたちを、私は知っています。サタンは自殺に際して非常に活発に活動しますが、すべての自殺未遂が悪魔的な要因によるわけではありません。私の経験ですが、もし気分障害が医学的に首尾よく治療することができていたなら、悪魔的な考えを刷り込まれていたという弱みを大いに減少させることができます。

■自殺は赦されない罪なのか

非常にやっかいなこの問いは、私の精神科医としてのキャリアの中で幾度も取り上げられてきました。自殺は、当然のことながらどんな精神疾患でも考えうる中で最悪の結末です。それは悲しみに暮れる遺族にとって壊滅的な、生涯のトラウマとなります。クリスチャンにとっては、自殺はほとんどの人が口に出すことも話し合うことも恐れてしまうような、やっかいな問いかけを引き起こします。この問いかけは、既に悲しみであふれそうになっている遺族や友人たちの心を責めさいなみます。

私が始終尋ねられる、その問いかけとは、「自殺をすると、その人は自動的に永遠の刑罰に定められるのですか？」というものです。

私はこの無視できない考えという課題を与えられましたが、私の意見では、答えは明らかに「ノー」です。大多数のケースで、自殺は機能障害をもたらす重い精神疾患によるものです。その見方によると、自殺はその人にとって、末期の精神疾患になったことによる致命的な結果なのです。病気で亡くなったことで、人が永遠の刑罰に定められるはずがありません。

「自殺は殺人なのだから、常に刑罰に値する」と言って、私に反論しようとする人がたくさんいることもわかっています。また別の人は「地獄へ行くことへの恐れが人を自殺から遠ざける」と言います。実際、私は多くの自殺志願患者から「地獄に行くことへの恐怖だけが、致命的な行動に走ることから私を踏みとどまらせている」と聞かされてきました。それでもなお、私の立場を「自殺は天国への手っ取り早い逃げ道だと奨励しているようなものだ」という人々がいます。

死後どうなるかを決める究極の裁判官はもちろん神ですが、私は後に遺される人々のことが心配なのです。病に屈した結果として、「精神疾患だった身内のクリスチャンが永遠の刑罰を受けている」という考えに生涯にわたって苦しめられている遺族を、私は嫌というほど見てきました。

私は悲しみに暮れる家族を、「もし亡くなった方がキリストを信じていたならば、精神疾患は神のみまえにいるその人の身分を変えてしまうことなどない」と安心させてあげたいのです。その人のしたことには同意できなくても、彼らが「赦されない罪」を犯したわけではありません。

■抗うつ薬はアルコール依存と摂食障害にも効果があるのか

拒食症などの摂食障害に苦しむ人たちは、太ってしまうことに対してずっと、否定的で不毛な考えに取りつかれています。体重について思い悩むことをやめられず、ダイエットはやめることのできない強迫的なものになってしまいます。納得できる目標体重に到達するという満足感を決して得られないので、その考えから抜け出せず、彼らは飢餓状態に至るまで断食してしまうのです。

摂食障害を伴う気分障害は非常に一般的です。いずれの症状も、否定的な考えに取りつかれることを誘発する脳内化学物質の不均衡によるものだからです。抗うつ薬はその不均衡を修正し、正常な精神状態と思考のコントロールを取り戻させます。強迫観念が止まると、その人は自分の体重に穏やかでいられ、正常な食習慣を取り戻すことができます。摂食障害には、より重要な心の問題が関わっているので、カウンセリングもまた欠かせません。

アルコール依存症は多彩な症例を伴う非常に複雑な障害です。彼らが度を越して飲みすぎてしまう理由の一つは、不安やうつ病からくる苦痛に満ちた反復性の考えを鈍らせてくれるからです。抗うつ薬を使ってうつ病が改善されれば、飲酒への衝動は軽減するはずです。

不毛な思考が集中力や言動を損なっている様々な状況で、抗うつ薬が幅広く使われていることが容易に見て取れます。

次に、うつ病がクリスチャンにどんな影響を及ぼしているのか、その独特な面を検証していきましょう。

【第六章】 うつ病がクリスチャンに及ぼす影響

「神よ。私を救ってください。水が、私ののどにまで、入って来ましたから。私は深い泥沼に沈み、足がかりもありません。私は大水の底に陥り 奔流が私を押し流しています。私は呼ばわって疲れ果て、のどが渇き、私の目は、わが神を待ちわびて、衰え果てました」(詩篇六九篇一～三節)

うつ病は、神と人との関係を含めて、あらゆる人間関係を破綻させます。うつ病のクリスチャンは救いの喜びを失ったように感じ、神の臨在を感じられなくなってしまいます。神ははるか彼方に遠ざかり、近づきがたく、沈黙しているように感じます。祈ることもディボーションをすることも、どちらの行為も集中力が必要なのに、うつ病のせいで妨げられ、非常に難しくなります。その犠牲者は内《うち》なる人が死んでいるかのように感じるため、礼拝に参加することもできません。この時点で、多くの人が「神が自分を罰している」または「自分は赦されない罪を犯してしまったのだ」と思い込んでしまいます。クリスチャンは人々から切り捨てられただけでなく、最後の頼みの綱である神からも見捨てられたと感じるので、より深い苦悩を味わいます。

気分障害、とりわけうつ病は私の知る限り、霊的な症状が伴う唯一の医学的疾患です。残念なのは、教会が霊的な症状を目にすると、「何か霊的な原因があって問題が起こるのなら、解決方法も霊的であるはずだ」と思われてしまうことです。誰かがうつ病に苦しんでいることを知った時、悪気のないクリスチャンの友人が、その治療方法として、祈りや聖書の学びといった重い献身をするよう勧めることがあります。どちらの行為も相当な集中力を要することなのに、うつ病が常に邪魔をしてくるため、当然のことですが不可能です。不幸なことに、祈ったり聖書を読んだりできないということが、その友人には「あの人は霊的な問題があるに違いない」とか「信仰が足りない」、または「本気で治りたいと思っていないのだ」などと映ってしまいます。そこで、牧会カウンセリングなどと併せて、自助努力の本や録音されたものなどを試させたりします。これらの方法は、その人が自分の思考を全面的に管理でき、その思考パターンを自分で変えることができる状態でなら効果があるでしょう。クリスチャン向けの自助努力法がうまくいかなかった時、うつ病の信者はひどく霊的に死んだようになり、希望を失い、完全にキリスト教をあきらめてしまうかもしれません。

クリスチャンを混乱させるもう一つの原因は、「うつ病は遺伝子の問題なのか、それとも悪霊由来《ゆらい》で世代間に遺伝する呪いの結果なのか」という問いかけにあります。医学的視点では、その問題が家系を通して存在することから、「気分障害を患う傾向は遺伝的に受け継がれる」と言えます。霊的視点だけで見れば、「その問題が家系を通して存在するということは、世代間に遺伝する呪いである」とも言えます。私の意見は、「どちらの視点も部分的には正しく、どちらの問題も取り扱われなければならない」というものです。

既に説明しましたが、気分障害は身体的、霊的いずれの領域にも存在する唯一の症例です。脳内化学物質の不均衡が生物学的に遺伝する身体症状であることに、疑いの余地はありません。それは医学的に治療すべきものです。それとともに、サタンがこれらの気分障害を持った人々をいたぶるのが大好きであるということと、うつ病によって影響を受けている家族がより傷つきやすいがゆえに、その家族をも好んで攻撃しているということを私は信じています。この攻撃は、霊的に対処する必要があります。これらの二つの視点は実際とても矛盾なく両立可能で、双方の賛同者の間には衝突などもはや存在しないはずです。以前にも触れたとおり、膨大な数の人々のために私たちが最善の結果を得たいと思うならば、治療は組み合わせて行なうべきなのです。

うつ病のクリスチャンは、病に加えて罪責感を抱え込んでいます。なぜなら、彼らは大抵、「目を覚まして正気に戻る」ことができない自分を責めているからです。彼らは「自分には霊的な弱さがある」とか「性格的な欠点がある」と思い込んでいます。「本当のクリスチャンなら、うつ病になどならない」「それは敗北と不従順、不信仰のしるしだ」と牧師に教えられたかもしれませんが、彼らはそれによって罪責感をますます感じるようになります。人付き合いが非常に難しくなるので、教会につながるのはどんどん困難になり、聖書を読むことや礼拝、そして祈ることもできないので、自分を偽善者だと感じます。集中力があまりにも損なわれている時、説教を短時間で抜け出さなければならなくなり、「十分に養われない」「教会は自分たちの必要を満たしてくれない」と感じて、頻繁に教会を移るようになります。

うつ病はクリスチャンにとって、特別に苦しい病気です。心の状態に関する誤った理解のせいで、大いに不必要な苦痛を味わうのです。正しい反応とは、「医学的な疾患が存在するので治療に当たらせる」ということと、「そうすれば彼らの霊的な生活も回復する」と認識することです。

多くのクリスチャンがうつ病を患い、霊的な治療が功をなさない時、その人たちを助けようとした牧師は非常に落胆します。次の問いかけはこれについてです。

■うつ病は牧師にどんな影響を与えるのか

一九九八年八月、「フォーカス・オン・ザ・ファミリー」に宛てたジェームズ・ドブソン博士の手紙で、彼はこう記しています。

「私たちの調査によれば、牧師の八〇%、その配偶者の八十四%がうつ病に対処したか、落胆を経験しています。牧師の四〇％とその配偶者の四十七％がバーンアウト（燃え尽き症候群）や慌ただしい日程、非現実的な期待のせいで苦しんでいると報告されています。また、私たちは毎月おおよそ千五百人の牧師が、道義的失敗や精神的燃え尽き、地元教会の会衆との不和などによって、離職していると見積もっています」

私は幾人ものうつ病の牧師の治療依頼を受けてきました。ドブソン博士と私の意見では、一般的に牧師たちはたいへん意欲をくじかれています。これにはいくつかの理由があります。まず、彼らは社会における神の手の延長線となるよう召されていて、サタンの攻撃のターゲットになっています。おそらく、落胆はサタンが聖職者たちに対して使う最も効果的な武器なのです。自分のミニストリーの成果がわずかだと知ると、牧師は非常に落胆します。医師が診るべき気分障害の人々を牧師がカウンセリングしようとすると、彼らはおそらく失敗します。すると彼らは「自分は牧師として役立たずだ」と感じ、彼らの召命に関わる神の力にすら疑問を持つようになってしまいます。彼らが自分自身について、どう考えているかにかかわらず、ほとんどの牧師は人間ですから、彼らは他の誰よりも人間の障害に影響を受けやすいのです。彼らもまた、うつ病によって苦しむことがあります。

治療を受けていないうつ病の牧師は、教会とそのミニストリーにとって深刻なダメージの原因となる可能性があります。牧師の否定的なものの見方は、あらゆる人間関係と説教を汚染していき、教会は非難と不満の雲に覆われます。　牧師は自分の症状に「燃え尽き」だとレッテル貼りをしているように見えますが、上層部や配偶者、教会の会衆のせいにしているのかもしれません。何よりもまず、彼はうつ病がもたらす集中力の欠如によって、祈りと聖書の学びが非常に困難な「霊的な谷」へ自分が落ちてしまったことで、自分を責めています。その状態がいつもの「神に近づく」という霊的なやり方でも改善しなかった時、彼は「自分は神に助けてもらうには神から遠く離れすぎてしまったので、自分の召しと油注ぎは取り上げられてしまったのだ」と考えるようになります。牧師たちは、仲間の牧師たちに助けを求めることに気後れして気が進まないので、孤立したまま苦しむのです。

精神的な不安定さがある場合、牧師たちは衝動的に罪を犯してしまう可能性があります。これにより、彼らは懲戒に処されることになります。彼らは個人的な失態によってミニストリーを離れることになるでしょう。こうした一連の出来事は、早いうちにうつ病が判別され治療されていれば、容易に防げたことだったのです。

伝統的に、教会は実績や行状が落ち込んだように見える指導者を非難したり免職したりしてきました。すべてのクリスチャンに私が勧めたいのは、自分たちのリーダーにうつ病の兆候がないかどうか見守ることです。彼らを批判する代わりに、彼らにサポートを申し出て、治療が受けられるようにしてあげてください。早い時期に治療が受けられれば、牧師は完全に回復する前に説教壇を離れる必要すらなくなるかもしれません。

【第七章】「最高の気分」になるのがまずい理由

ジョアンは霊的に成長したいと願っている、献身したクリスチャンです。礼拝や聖書の学びは気分を高揚させてくれるので、彼女はたびたびカンファレンスに出かけましたが、そういう場合には、彼女は数日間、家を空けるようになっていました。カンファレンスは実に素晴らしく、礼拝は夜遅くまで続き、朝早くから始まって、彼女は眠れないほど興奮していました。毎日の集会で、彼女の活力は礼拝への熱中同様に高まっていきました。彼女は声高になり、独善的で怒りっぽくなり、過度に霊的で、礼拝の妨害すらするようになりました。カンファレンスの終盤には、自分をコントロールすることもスローダウンすることもできなくなり、病院に運び込まれなければならないほどになってしまったのです。いったい何がいけなかったのでしょうか。

■双極性障害とは

うつ病は、気分障害の最も一般的な形態です。双極性障害は、その次によく見られるものです。深い抑うつ状態から極端な幸福感、多幸感、躁《そう》状態まで、幅広い気分の変動によって定義づけられます。抑うつ状態にある時は、双極性のうつ病は通常の単極性のうつ病と識別できません。人が初めてうつ病を発症したとしても、どちらのタイプのうつ病が発現しているのかは診断できないのです。一九九七年、アメリカ児童・思春期精神医学学会（ＡＡＣＡＰ）は、うつ病の青少年の三分の一以上が双極性障害の初期の兆候を経験していると発表しました。感情の高揚が表面化していない時点では、双極性うつ病であると識別するのは不可能だからです。

躁状態の期間、患者は絶え間ない奔流からあふれ出てくるような活気に満ちた言葉で、ユーモアとウィットを散りばめつつ、声高かつ過剰にしゃべったりします。じっと座ってリラックスすることができず、継続した激越《げきえつ》状態（訳注／非常に緊張して怒りっぽくなり、ささいなことで簡単にいら立ち、しきりに反論するようになって、医師と協力して事態を改善するのを嫌うこともある状態）になります。

気が散りやすく、話題を次々に変え、一つの考えをまとめることが全くできなくなり、何かしらの課題や仕事に傾倒しすぎるようになります。果てしないエネルギーで場の中心人物になり、過大評価した自分のうわべだけの能力をもとに、壮大な計画を練り上げていきます。彼らの頭の中は、すぐに注目を集められるような刺激的な計画や仕事で常に目まぐるしく働いています。もし反対にあったりすれば、彼らは極端に激高《げっこう》し、いら立ちます。彼らは特にお金を使う時、思慮分別が足りません。睡眠はわずかで事足りるようになり、「休息や食事をすることは時間のムダで、弱い人がすることだ」と考えます。睡眠不足は躁状態の引き金になりますし、それが続くと先ほどのジョアンの例のように、極端な躁状態の発症を促すことになります。この段階では、その人は完全に人が変わったように振る舞い、衝動的に性的、個人的、経済的なリスクを冒してしまうことがあります。「ハイ」になっている時は、自分はパワフルで偉大だと思っているため、治療を受けることを非常に嫌がります。躁状態の発現は、ささいなことへの失望が引き金になった深い抑うつ状態の後、それに続いて起こることがよくあります。後の章で、症状の詳しいリストを載せておきます。

軽度の気分変動は、双極性疾患にも見られます。この症状は気分循環性障害と呼ばれます。これには依然として思考の空回りに伴う気分の変動はありますが、気分の高揚は上に挙げたリストの症状ほど極端ではありません。こうした軽度の状態においては、気分が高揚している時期は非常に生産的で愉快なものになります。私は多くの俳優やエンターティナー、福音伝道者などがこの気分パターンを持っていると気づきました。それが彼らに観衆や聴衆の前に出るための自信を与えてくれるからです。残念なのは、やはり気分の高揚は抑うつ状態に続いて起こるということです。

双極性うつ病の通例の発症時期は、思春期の後半や二十代初めとされ、他の気分障害と同じくらいです。普通は症状が現れるまでわかりませんが、平均して十年くらいです。通常は診断に先立つ数年間に、顕著ないら立ちを伴って、何をしでかすか予測不可能な精神状態と振る舞いが起こります。この振る舞いが「正常な段階」と呼ばれている、思春期の前兆と診断される期間によく見受けられます。双極性気分障害をもつ人たちは、自分を苦しめ混乱させる考えからの自己治療の方法として、違法薬物やアルコールの乱用に走りやすい傾向を持っています。

双極性の気分変動は容易に重症化しやすいので、彼らは「精神病」と言われる状態に滑り落ちていきます。これについては、「統合失調性疾患」の章で詳しくご説明します。精神病的思考というのは、現実との接点を失ってしまった人のことを言います。これは極端な抑うつ状態や発揚《はつよう》状態の際に見られます。精神病態の人は、誰も周りにいないのに声を聞いたり、誰かに見張られていると感じたり、誰かに尾行されている、人に自分の心が読まれているなどと感じます。彼らはまた「自分は超人的な能力を持っている」など、異様で妄想的な信念を持つようになります。精神病的思考が表面に現れている時は、統合失調症の状態を識別するのは不可能です。私のクリニックでその二つの状態を見分けるためにしているのは、精神疾患を発病するまでの数日間、その人はどんな精神状態だったかを尋ねることです。もし抑うつ状態や発揚状態が見られたのなら、原因はおそらく気分障害か、あるいは統合失調症が原因である可能性が高いです。

双極性気分障害は、後ほど述べるように治療の効果が期待できます。それでは、これから非常に誤解されている病態について検証していきましょう。

【第八章】 現実があまりにも遠く感じられる時

「このことばは、ただちにネブカデネザルの上に成就した。彼は人間の中から追い出され、牛のように草を食べ、このからだは天の露にぬれて、ついに、彼の髪の毛は鷲《わし》の羽のようになり、爪は鳥の爪のようになった。その期間が終わった時、私、ネブカデネザルは目を上げて天を見た。すると私に理性が戻って来た。それで、私はいと高き方をほめたたえ、永遠に生きる方を賛美し、ほめたたえた」（ダニエル書四章三三〜三四節）

Ｌ夫人は、私が診察を依頼された入院患者でした。それは彼女が奇妙な考えを持っていたからです。彼女はとても物静かで殻に閉じこもりがちで、私に猜疑《さいぎ》心を持っていました。私が彼女に「どうして病院にいるのですか」と尋ねると、彼女は「壁から剥《は》がれ落ちている壁紙のすぐ近くに立っていたせいで、私の内側が腐ってしまっているの」と答えました。彼女は明らかに現実から乖離《かいり》してしまっていましたが、彼女がどのくらい妄想を固く信じ込んでいるのか、私は知りたかったのです。私は彼女にこういったことは前にも起こったことがあるのかと尋ねました。「ええ、ありますよ。でも私はすぐに行動して自分の命を守ったの」と彼女は答えました。それで私が「それはどうやって？」と訊くと、彼女は自分の首の回りの一二インチ（約三〇センチ）ほどの傷を見せてくれました。「毒が私の頭に向かって来た時に、私は自分の首を切って毒を外に出して、自分の命を守ったの！」。彼女は自分の診断と、自分に必要な治療が何かということを、はっきりと信じていました。私は彼女が自分の命を救うために実行した手順を自慢している間、命に関わるとんでもない首の傷を治療しなければならなかった医師たちのことを思って、ゾッとしていました。L夫人は統合失調症を患っており、精神病性の妄想思考を実際にやって見せたのです。

■統合失調症とは

統合失調症（旧・精神分裂症）は実に誤解されている症例で、「多重人格」ではありません。これは気分障害というより精神病性の障害で、現実との接点を失っており、気分障害とは異なるタイプの脳内化学物質の不均衡が原因です。ダニエル書四章のネブカデネザルは、精神病性の病を発症しています。統合失調症は、何が現実で何が空想なのかを見分ける能力を失ってしまう思考障害です。この障害は脳の見当識《けんとうしき》を司る部位の化学物質不均衡ですが、気分の司令塔にも作用して、気分障害の症状も引き起こすことがあります。

統合失調症は、通常は他の気分障害と同じく青年期に始まります。人口の二％がこれに冒され、糖尿病より多発し、はるかに機能障害をもたらしています。気分障害同様に、症状が再発する傾向にあります。

統合失調症は多くの場合、「誰かに見られている」「尾行されている」「迫害されている」と感じます。彼らは誰にも見えない、聞こえないものを見たり聞いたりします。彼らはたびたび現実的根拠がない特異な信念を持つことがありますが、それは非常にとっ散らかって取りとめもないものです。非常に引きこもりがちになり、感情が消失し、疑い深くなるのが普通です。後の章でさらに詳しい症状のリストをご紹介します。ネブカデネザルが統合失調症だったのかどうかは私にはわかりませんが、ダニエル書の四章では、彼は精神病性疾患と一致する多くの症状を見せています。

統合失調症は気分障害よりも治療が難しく、抗精神病薬と言われる投薬においても、副作用がより多く見られる傾向があります。精神病症状に加えて振れ幅の大きい気分変動や多数の抑うつ思考が見られる場合、抗うつ薬と気分安定薬が統合失調症の治療にも使われることがあります。抗精神病薬は、特に気分障害の症状に加えて精神病性の症状が見られる時、気分障害の治療に幅広く使われることがあります。

私はよく、「なぜ精神病性思考には始終宗教的な内容が含まれるのですか」と尋ねられます。神やサタンから異様な命令を聞いたと訴えますし、天使を見たとか、姿のない声や神からの指令を聞いたなどと患者さんたちが言うからです。その説明は実にシンプルです。もし人が他の誰も経験したことのない、普通じゃない精神的体験をしたら、その人は自然と「超常現象だ」と思うでしょう。その空想は、私たちにとって最も一般的な超常的基準であるキリスト教になるわけです。

クリスチャンは、しばしばこの状態について非常に混乱してしまいます。私の経験では、統合失調症が十代の若い時に薬物依存で「頭がぶっ飛んだ」のが原因だと言われたり、もっとよくありがちなのは、その人が何かの声を聞いたり霊的に分別をなくしていることから、悪霊のせいにされたりしていると聞いたことがあります。統合失調症が現実的で好発する「身体的な疾患」であることに、疑いの余地はありません。サタンはもちろん、人が思考をコントロールする能力を失う状況は、精神疾患やドラッグ、アルコールによるものを含めて、どんなものでも大好きです。彼はうつ病の人の心にするのと同様に、統合失調症の人の心にも害をなす考えを植えつけます。私たちは統合失調症の人とその家族に対して思いやり深く接し、彼らを支え、病が再発してしまうことのないように、治療を続けることを励ましていかなければなりません。

この症状に苦しむ人々を励ますための、患者と家族の助けになるサポートグループがあります。

【第九章】　思い煩いが止まらない

「私は信頼して恐れることはない」（イザヤ一二章二節）

不安障害は、継続した不安や恐怖心を振り払ったり、コントロールしたりする能力に支障をきたす状態です。これは他の気分障害同様の発現率と生涯リスク（訳注・ある時点の年齢から死亡するまでに疾患を発症する確率）があり、たいへん好発します。延々と続く不安な考えは、追い出すことのできない否定的な動揺や空回りする思考などのもう一つの形態であることから、うつ病に伴って明らかになることも多いのです。私の意見では、どちらもコントロールできない否定的な考えを持つことと、同じ投薬治療に効果が見られることから、不安障害はうつ病という気分障害の亜型《あけい》と言えます。

不安障害には、いくつかのタイプがあります。パニック障害はこれらの症状の中でも最も重く、機能障害をもたらすものです。この障害では、パニック発作が何のきっかけもなく始まり、突然の予期しない恐怖と差し迫った死の予感に襲われます。例を挙げると、激しい動悸や発汗、胸の痛み、意識のもうろうとした状態など、多くの身体的症状が一斉に起こります。恐怖症は、人混みや蛇、高所などの状況や、特定のものに恐怖を感じ、パニック発作すら起こす場合を指します。全般性不安障害は、常にあらゆることに対して不安を感じているような状態です。

■強迫性障害（OCD）

強迫性障害は不安障害と近い関連性があり、非常に多発性の高い障害です。統合失調症や双極性障害よりも多発しますが、うまく潜伏していて、めったに診断を受けることがありません。

強迫性観念は、ばかげていると思うのに頭の中から追い出せない、不毛な思いつきや心象、衝動、心配などが勝手に現れ、周期的に再発するものです。彼らはよく繰り返しの言葉を使ったり誓いの言葉を発したり、人が変わったように暴力的な考えを持ったり、自分が汚れているとか汚染されているという感覚を持つなどの形態をとります。これは思考をコントロールする力を失ったと感じている患者を、非常に苦しめるものです。強迫性障害に伴う不安は、圧倒的に強いものになり得ます。

強迫行動は反復性のある不必要な行動で、強迫観念への反応として起こります。それらは強迫観念からくる不快な気持ちや不安を中和しようとするものです。これらの行動は無目的で時間を浪費し、迷惑なものです。人間関係にとっても、家庭や職場にとっても、支障をきたすものとなります。その行動は通常、ノートをとったり数を数えたり、何かを洗ったり、掃除をしたり、点検したり、触ったりという過度の行為を伴います。この障害の犠牲者はそうしたことをやるのが嫌なのですが、膨大な回数の繰り返し行為を必要とする達成感を得るまでは、やり続けなければいられないのです。強迫行動の間、本人は正しいやり方で完遂できているとまったく感じられません。ある人は「特定の方法で特定の回数掻かない限り、決して消えないかゆみのようだ」と表現していました。

最もよく見られる妄想は、病原菌や不潔なものによる汚染の恐怖、自分や他の人を傷つけてしまうのではないかという恐れ、病気への恐れ、罪を犯したり性的なことを考えてしまう恐れなどです。恐れを抑圧するための、最もよくある反復性の儀式的行為は、繰り返し洗浄する、ある決まり文句や数を朗誦する、何かに触る、鍵を点検する、過度に整理整頓したり物をため込んだりするなどです。強迫性障害のある人が、汚れに対する恐れを消すために一日三十回以上も手を洗うなどということは、珍しいことではありません。

不安障害とうつ病は、見分けがつかないこともあって、よく密接に絡み合っています。私のクリニックでは、この二つの状態を分ける必要はないと考えています。どちらも頭から閉め出すことのできない否定的な考えを持っていますし、思考コントロールを立て直すために処方された抗うつ薬の効果があります。

それでは次に、どのようにして気分障害の牢獄から脱出するかということについてお話ししていきましょう。

【第一〇章】　薬を飲まなきゃダメですか?

「私は切なる思いで主を待ち望んだ。主は私のほうに身を傾け、私の叫びを聞き、私を滅びの穴から、泥沼から、引き上げてくださった。そして私の足を巌《いわお》の上に置き、私の歩みを確かにされた。主は、私の口に、新しい歌、われらの神への賛美を授けられた。多くの者は見、そして恐れ、主に信頼しよう」(詩篇四〇篇一~三節)

■病気なのだから、治療しよう

うつ病は病気ですから、患者が自分一人で戦うことはできないと悟ることが大切です。願ってもどこかに追い払うことはできません。糖尿病の治療にインシュリンが使われるように、その不均衡を正すには特定の投薬治療が必要なのです。患者さんにとって、最も重要な第一歩は診断を受け入れ、治療に同意することです。投薬治療によって、化学作用による軽度のうつ病すらクリアできるのですから、治療を始めるのにその人が自殺傾向を持つほど悪化するまで待つ必要などありません。

治療には、多くの妨害があります。両親と家族は精神衛生の専門家を恐れていることがよくあり、助けを求めに来ようとしません。精神疾患と精神病治療を取り巻く固定概念と恥辱のために、彼らは診断を受け入れることを拒むのです。

次の章で、どんな風にクリスチャンが宗教的な理由を使って治療を回避しようとするのか、見ていくことにします。

■薬はどう働くのか

気分障害の投薬治療は主に、セロトニンという神経伝達物質を正常なバランスに戻すことに劇的な効果がある薬を使用します。うつ病に対しては、抗うつ薬として知られる四〇種類近い薬があります。それらは脳のセロトニン濃度を修復し、不均衡状態を修正します。集中力と気分・思考コントロールも修復され、思考の空回りも停止します。

それがどのように働くのか、ここで見てみましょう。こちらに表示した二つの図表をご覧ください。これは信号を上から送り出している神経細胞と、その思考コントロール信号を受け取っている神経細胞を表しています。信号を送信するには、気分の司令塔にある神経細胞がセロトニンの小さなしずくを放出し、細い隙間を通って受け取り側の神経細胞にある受容体《じゅようたい》の部位に付着させます。十分に受容体の部位が満たされると、信号は送り出されます。するとセロトニンが放出され、細胞に吸い込まれて、次の放出のためリサイクルされます。うつ病の場合(図一)、神経細胞のセロトニン濃度が低いため、十分な量が放出されず、いくつかの受容体部位が満たされるだけにとどまります。すると、信号は正常に送信されなくなってしまいます。

図二では、抗うつ薬がリサイクルの導管《どうかん》をふさぐので、多くのセロトニンが細い隙間に押し戻されて、受容体の部位を満たすために使われます。そうすれば信

図①

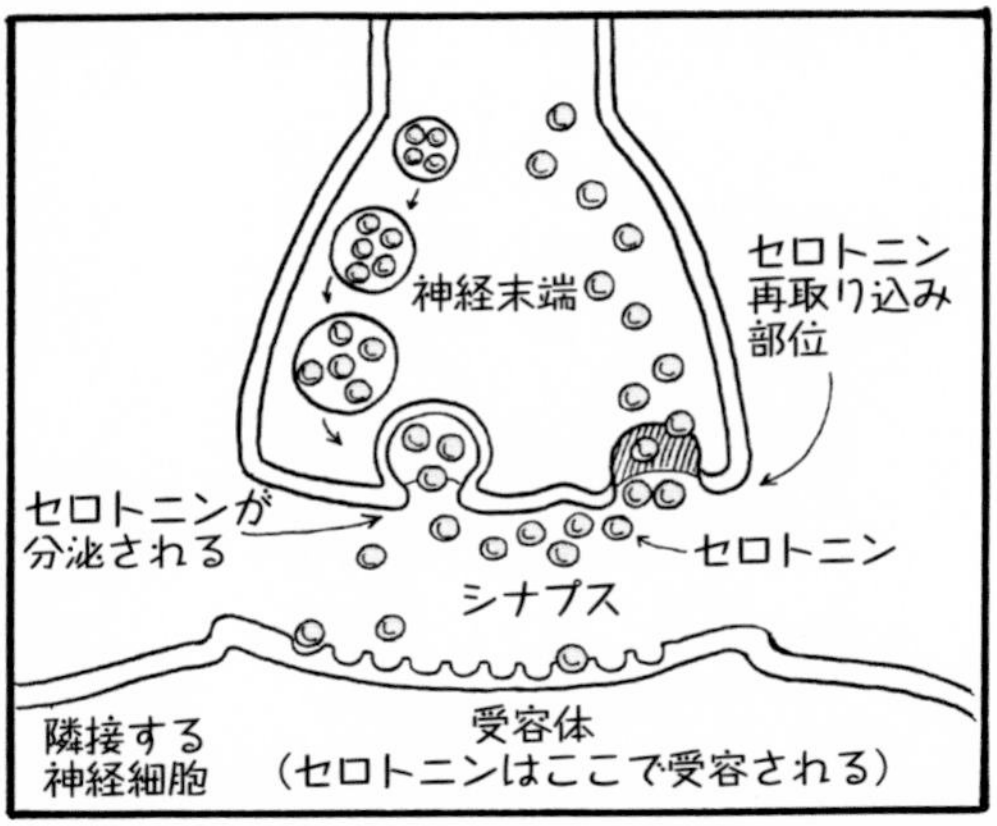

うつ病の場合、セロトニンの濃度が低下します

図②

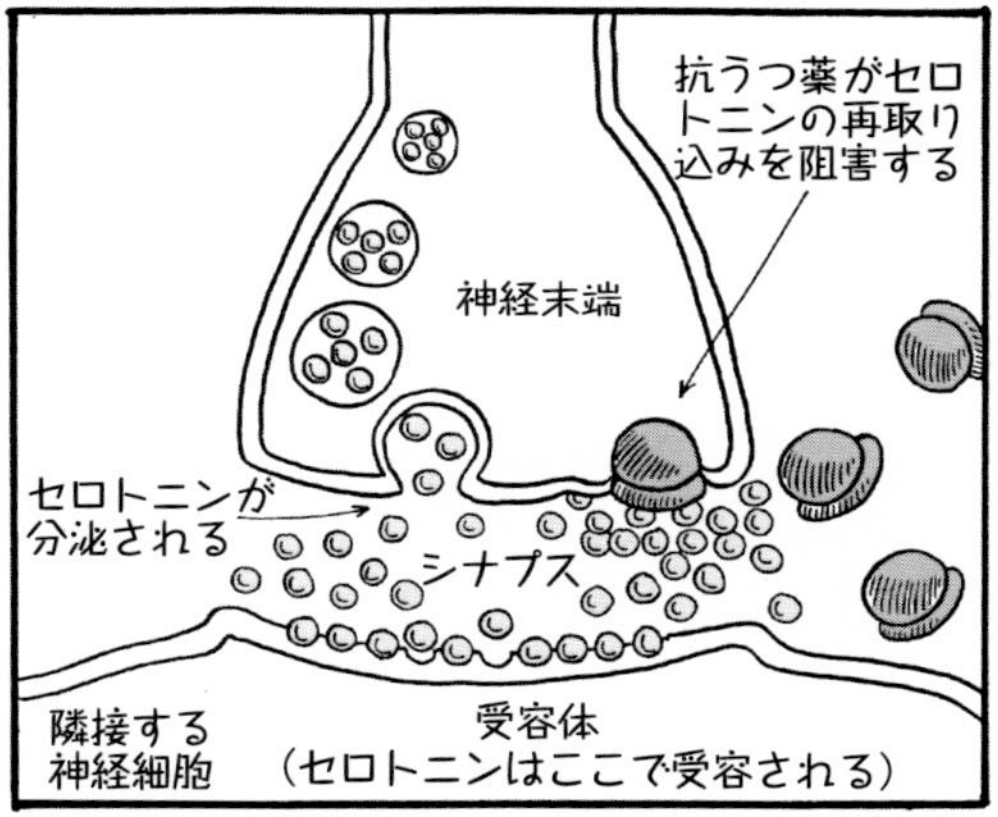

投薬治療後、セロトニンの濃度は上昇します

号は送信され、思考のコントロールは修復されます。とても単純に見えるでしょう？　問題は、みんなが異なった形のリサイクル導管を持っていて、それぞれの薬が異なる形をしているということなのです。時に時間がかかったり、もどかしかったりすることがあるのは、患者一人ひとりに応じて、どの薬が導管にフィットし、最もよく効くのかを見つけるため、試行錯誤の繰り返しをしているからです。

双極性障害には、気分変動の防止と消去のため、リチウムなどの気分安定薬と抗てんかん薬が使われます。双極性障害の患者さんの中には、抑うつ状態と気分変動を防止するために気分安定薬と抗うつ薬を併用する必要がある人もいます。もし、あの視力のたとえをまた使うとすれば、これは遠近両用のメガネを使って読書と遠くのものを見るようなものと言えます。

これらの薬の多くは何年も使われ、長期にわたって安全性の実績を積んできました。これらは習慣性のある薬物ではありませんし、トランキライザーは含まれていません。「興奮剤」や「ハッピーピル」

などと呼ばれるものとも違い、単に正常な精神状態と思考をコントロールする能力を取り戻すためのものです。作り物の「ハイ」な状態や人格を作り出したりすることはありませんし、正常な精神状態の人には何の効果もありません。ですから、麻薬のような「末端価格」などというものもないのです。

どの人に対してどの薬が効くのかを、事前に知ることはできません。患者さんは自分に合った薬を見つけるまで、いろいろな薬を試すことになるかもしれません。薬の効果を実感するまでには六週間ほどかかりますので、長く感じてフラストレーションがたまりますね。私は皆さんに「最小の副作用で最高の効果を上げる、自分に合った薬に出会うまで六カ月から八カ月はかかるかもしれません」とあらかじめ知らせています。このプロセスは、錠前《じょうまえ》を開けるために正しい鍵を見つけようとするのに似ています。開錠するまでには、多くの鍵を試してみなければならないかもしれません。この待機期間の間に、自分に合う薬を見つける努力を続けるため、その人には多くの励ましが必要です。

ひとたび自分に合う薬が見つかったら、その人は抑うつ症状が終わってから少なくとも一年は飲み続けなければいけません。この長い期間は、投薬を停止した後で再発する可能性を試みるものです。二〇〇七年度版の「臨床心理学評論」によれば、うつ病のエピソード（発症してから治療を終了するまでの期間）の後、回復した人と治療しなかった人の五〇％が五年以内に別のエピソードを患うことになると言います。二つのエピソードを経験した後は、再発のリスクは八〇％に達します。患者さんは再発の症状を早期に自覚して、できる限り早く治療を始めることが大切です。再発のリスクを防止または低減する最善の方法は、抗うつ薬の投薬を無期限に続けることであると言われています。治療を続けている人々にとって、抗うつ薬の投薬は命を守るために摂取し続けなければならない心臓の薬やインシュリン、メガネをかけることと同等の価値があるのです。これらの薬は松葉杖ではなく、継続的に摂取し続ける限り、問題を実質的に修正していくものなのです。

残念なことに、患者が適切な期間の間、薬を飲み続ける可能性は非常に低いです。治療を脱落してしまう割合は、一〇％から七〇％です。これは私のクリニックでも明らかな事実です。患者の大多数はクリニックに三回来院した後、治療から脱落していきます。これらの統計の理由はさまざまです。しばしば患者は疾患の現実を受け入れられず、薬を飲もうとしません。また別のケースでは、友人や家族が治療を受けるのをやめるようそそのかしたり、副作用に耐えられなかったりします。いずれにしても、治療を受けるべき多くの人々がそれを拒否しており、気分障害を患う人口のわずか一二％だけが治療を受け入れていると推定できます。

■コーヒーを飲んじゃいけないだって？

うつ病の治療において、しばしば見落とされがちで非常に重要な事実は、店頭で市販されている刺激物とカフェインです。これは私の幾年にもわたる観察から言うのですが、カフェインは抑うつ薬や気分安定薬の働きを直接的に阻害《そがい》します。朝鮮ニンジンや鼻づまりなどに使われる充血抑制剤、そしてダイエットに効果があるというものや強壮剤などの、さまざまな天然由来の製品についても同様です。いずれの場合も、投薬によって抑制しようとしている反復性の不毛な考えを、刺激物が増悪させてしまいます。カフェインなどの刺激物は、投薬に対して直接的に逆らう作用をします。私は患者さんたちが食生活からカフェインや刺激物を排除したことで著しく改善したのを見て、驚かされてきました。デカフェ（カフェインなし）の飲み物は、何も問題ありません。

いくつかの症例では、増悪させる刺激物を避けたおかげで、投薬量を減らすことができています。また、時間が経つにつれて抑うつ薬が効かなくなってくるという困った傾向についても、カフェインの摂取をやめることで改善するということに気づきました。カフェインは鎮痛薬、コーヒー、紅茶、ソフトドリンクなどさまざまな製品に含まれています。私は患者さんに精神状態の予期せぬ悪化が見られるような時は、投薬に相互作用を与える原因になるものを摂取していないかどうか、常に尋ねるようにしています。

■トランキライザーは使われているのか

多くの場合、反復性の不安な考えによる苦痛を一時的に和らげるため、トランキライザー（精神安定剤）が使われます。これは潜在的な（脳内化学物質の）不均衡を修正することはありませんが、短い期間だけ紛らわせることができます。通常、この種の薬剤は、「ジアゼパム」のように語尾に「パム」

がつく総称で呼ばれます。トランキライザーは、急性期の不安障害や気分障害の治療に短期間だけ用いられます。大抵は患者が抗うつ薬の効果が表われるのを待っている数週間の間などに、即効性の症状緩和剤として使われます。トランキライザーは習慣性があるので、抗うつ薬が土台にある問題を修正していくにつれて、次第に減らしていくのが普通です。

精神病治療薬は、重い抑うつ症状や躁状態、統合失調症などを引き起こす精神病性の症状を止めるために使われ、必要に応じて抑うつ薬や安定剤などと併用されます。

■ECT、またはショック療法とは?

ショック療法とは、電撃けいれん療法（ＥＣＴ）という正式名で知られています。初期にうつ病の治療法として行なわれていましたが、現在では投薬治療が効果を上げてきたため、ほとんど使われることはありません。

ＥＣＴとは、全身麻酔下で患者の安全を確保している間に、てんかん発作を引き起こすために脳の片側に電撃によるショックを加えるものです。この発作により、神経細胞が脳の機能を整えるための化学物質を急速に放出させます。こうした化学物質のいくつかは、うつ病の人に不足している物質です。突然の放出は脳内化学物質の不均衡を是正し、正常な精神状態を回復することに役立ちます。精神状態を修復させるために必要な濃度まで脳内化学物質を増加させるには、通常十回以上の施術をしなければなりません。抗うつ薬は、ＥＣＴの後の回復期に調整のためしばしば使われます。

ＥＣＴは、現在では投薬が効果を表さない場合に限って行なわれています。これは早急に効果を上げられる安全な治療方法です。投薬治療が効果を表さなかった自殺念慮の患者さんにＥＣＴの治療を施したところ、二週間以内に劇的に回復したことがあります。これは人の命を救えるものなのですから、こうした形態の治療を受けないよう水を差して、やめさせようとしないでください。

■家族に対するケア

うつ病の治療において見過ごされがちなことの一つが、うつ病の本人とその家族へのサポートです。こうした家族は厳しい人間関係のストレス下にあり、その病気と治療法についてよく理解する必要があります。彼らは家族の中にこうした問題が起きてしまったことに対して罪責感を持っていますから、そこにも助けが必要です。

個人と家族のカウンセリングは、治療の一環として非常に重要です。彼らは心理的なトラウマや葛《かっ》藤《とう》の末に受けた、癒やされなければならない多くの傷を持っているのが普通です。カウンセリングは、うつ病の本人が集中力と思考のコントロールを取り戻した後が最も効果的です。投薬治療の効果が表われるのを待つ間、友人たちやカウンセラーがその人をサポートすることで、大きな助けとなります。

こうした精神的な障害を抱える人々のための支援グループが各地にあります。患者本人とその家族に啓発を提供してくれ、たいへん助けになると私は感じています。彼らの最大の有用性は、患者さんたちが回復するまで治療を継続するように励ましてくれるということです。

■あなたには何ができるのか

もしあなたが精神疾患を患っている人の家族や友人であるなら、あなたはその人の回復のため重要な役割を担うことができます。あなたがその人を助けるためにできる最も重要な手段は、その人に援助を求めるよう勧め、自分に合う薬が見つかるまでのもどかしい期間においても、治療を受け続けるように励ますことです。彼らが治療を続けることができるよう、絶えず励ましてください。「これは医学的な問題なのだから、あなたがたに落ち度はないのだ」と思い起こさせ続けてください。祈りは、回復のための大切な要素です。そしてその人をカウンセリングや病気の回復のための祈りに連れて行くことも、とても役に立ちます。こうした病状の身体的癒やしを絶えず祈るためにも、私たちは召されているのです。過去数年の間に、神を信じる人々の祈りを通して、患者さんたちの脳内化学物質の不均衡が超自然的に癒やされるのを私は見てきました。祈った後、彼らの心はクリアになり、薬はもはや要らなくなったのです。ですから、祈ることを決してやめてはいけません。

うつ病とさまざまな心の束縛の治療は、あらゆる治療を一環として必要とします。投薬治療は、その鎖の環の一つです。カウンセリングと心の癒やし、そして悪霊からの解放は、この本の後の章で検証する、残りの鎖の環です。これらすべてが治療の中に取り込まれ、互いに相働《あいはたら》き、他の成果を支え合っていくのです。治療方法の競合は不健全ですし、他の治療法に参加できないために、多くが取り残されてしまいます。

適切な治療と支えてくれる家族、教会によって、うつ病の患者さんたちは自分の思考全体と行動をコントロールでき、リラックスして治療に集中できるようになるのです。

それでは次に私の経験から、「なぜクリスチャンの治療がそんなにも難しいのか」を見ていきましょう。

【第一一章】 なぜクリスチャンの治療はそんなにも難しいのか

「主は彼らの目を盲目にされた。また、彼らの心をかたくなにされた。それは、彼らが見ず、心で理解せず、回心《かいしん》せず、そしてわたしが彼らをいやすことのないためである」(ヨハネ一二章四〇節)

■クリスチャンがドラッグを飲んでも良いのか

既にお話ししたように、一般社会では精神衛生の問題はあまり理解されていません。クリスチャンたちの間にも同様に、情報が十分に行き渡っていないどころか、精神疾患の原因や治療法まで、自分たちで解釈を作り出しています。霊的な症状が顕在化《けんざいか》すると、霊的な原因がそこにあるはずだといい、霊的な治療法が常に効くはずだと決めてかかります。うつ病の人は大抵の場合、うつ病に対する簡単な答えがずらっと書かれたクリスチャン向けの自助努力本などを大量に手渡されます。こうした書籍は暗に、いえ、時には公然と、「霊的な解決法が常に効くので、ちゃんとしたクリスチャンなら、うつ病に打ちのめされるなどということはないはずだ」と主張します。投薬治療や精神医学的な治療は、「霊的に弱い者や神の教えに逆らう不従順な者以外は不必要だ」とあざけられます。

そして彼らの霊的治療がうまくいかない時には、うつ病の人々は「自分は信仰の不適格者だ」とか「やる気が足りないからだ」と自分を責めてしまいます。クリスチャンたちは、うつ病は霊的な症状を伴う医学的な疾患なのだということが理解できません。その原因となっているのは医学的な問題であって、霊的なものではないのです。

クリスチャンたちは、「私は自分自身の思考を完全にコントロールしている」と思い込んでいますが、気分障害が起こっている時はそうではありません。あなたの思考をコントロールする能力は、あなたがそれをコントロールできるように、脳の細胞がきちんと機能しているかどうかにかかっているのです。それは車を制動するのと似ています。車のハンドルがボンネットの下できちんと車体につながっている時、あなたは車を完全にコントロールすることができます。気分障害では、問題はその人の意志にあるのではなく、「ボンネットの下」の神経細胞にあるのです。

クリスチャンは、「十字架は十分ではなかった」とか、「自分が神への十分な信仰を持っていないと認めることになる」と思い込んでいるので、気分障害のことで医療の助けを求めることを渋ります。これは時に患者の罪責感を激化《げきか》させる牧師や、善意の友人たちによって強固なものにされてしまいます。また、「霊的な問題を何とかできる医学的治療など存在しないのだから、そんな治療に頼るなんて神への侮辱だ」などという考えになっていきます。

クリスチャンはよく、「救われた後、自分の過去はすべてキリストの血で覆われたのだから、過去はもう自分に対して何の影響も及ぼさない」という考えを持っています。「立ち上がって歩き続けなさい」と彼らは言います。人が自分の過去の生き方の結果として、もしくは脳内化学物質の不均衡の結果として精神的な問題を抱え続けている場合、「赦しによって解放された人生を送るに足る信仰を明らかに持っていない」ことになり、彼らはクリスチャンたちに断罪されて、自分を恥じることになります。実際問題として、脳内化学物質の不均衡は救われているか否かにかかわらず、すべての人類に影響を及ぼしますし、ものすごい信仰をもっていても、それを追い払うことはできません。私たちの過去は、癒やしのプロセスを通過するまでは私たちの心に影響を及ぼし続けます。私たちの痛みと傷は、救いによってすぐになくなるようなものではないのです。

投薬治療が効果を上げていた、一人の患者さんがいました。彼女の教会で週末にセミナーがあったのですが、彼女は「癒やされた」と宣言することと、信仰のあかしとして投薬をやめることを決心しました。薬をやめるとすぐに、すべての抑うつ症状が戻ってきて、彼女は不安定な精神状態と絶望の中に突き落とされてしまったのです。このことを私が知らされた時でも、彼女は「癒やされた」と主張し、これらは「戒めなければならない偽物《にせもの》の症状なのだ」と言っていました。彼女は「神を侮辱することになるから」と、投薬治療に戻ろうとせず、二度と戻っては来ませんでした。私は、サタンの恥と罪責感の砦が彼女を治療から遠ざけ続けないことを願っています。彼女が宗教的な理由から不必要な精神的苦痛を味わっていると思うと、悲劇的なことです。

この話題について私が話をするところではどこでも、治療を拒否するため宗教的理由を使うクリスチャンの数に、私は閉口させられます。投薬を受けている多くの人は、薬の助けを得ていることで罪責感と恥、自責の念によって麻痺させられています。

誰かに抗うつ薬を飲んでいることを知られ、ミニストリーの場を失うことを恐れている、うつ病の牧師や伝道者に、私は何人も会ったことがあります。サタンはこの手の事件が大好きです。「投薬治療を受けるなんて、とんでもない」という彼の嘘をクリスチャンに信じ込ませるために宗教的理由を使える限り、サタンはうつ病のクリスチャンの心に入り込める楽な出入り口を手に入れられます。治療を受けて回復している人たちは、罪責感と恥によって打ちのめすことができる限り、彼にとって何の脅威にもなりません。

クリスチャンは、治療が彼らの信仰を台無しにすることや、彼らの意志を無視することなどないと理解する必要があります。抗うつ薬は、気分を良くするような違法ドラッグでもなければ、依存症になるようなものでもありません。クリスチャンが摂取しても差し支えのないものです。投薬治療は、カウンセリング、癒やしのための祈り、個人的なディボーションとともに、回復に至るプロセスの一部です。適切な治療を受けた人々が投薬を通して思考のコントロールを取り戻したならば、心の癒やしと解放が容易になり、より効果的に行なえるようになります。

クリスチャンが精神医学的治療に強く反発する理由には、人類の霊的本質を完全に閉め出したフロイトのヒューマニスティック（人間性心理学）の学説に対する教会の強い抵抗感という、根本的な原因があります。教会は、精神疾患に対する投薬治療は異なる形態のヒューマニスティックで霊的でない治療であり、理論上はフロイトの学説の延長線上であると感じています。フロイトの学説は精神科医からおおむね棄却《ききゃく》されていますし、投薬治療は患者の思考をコントロールしようなどというものではなく、思考コント

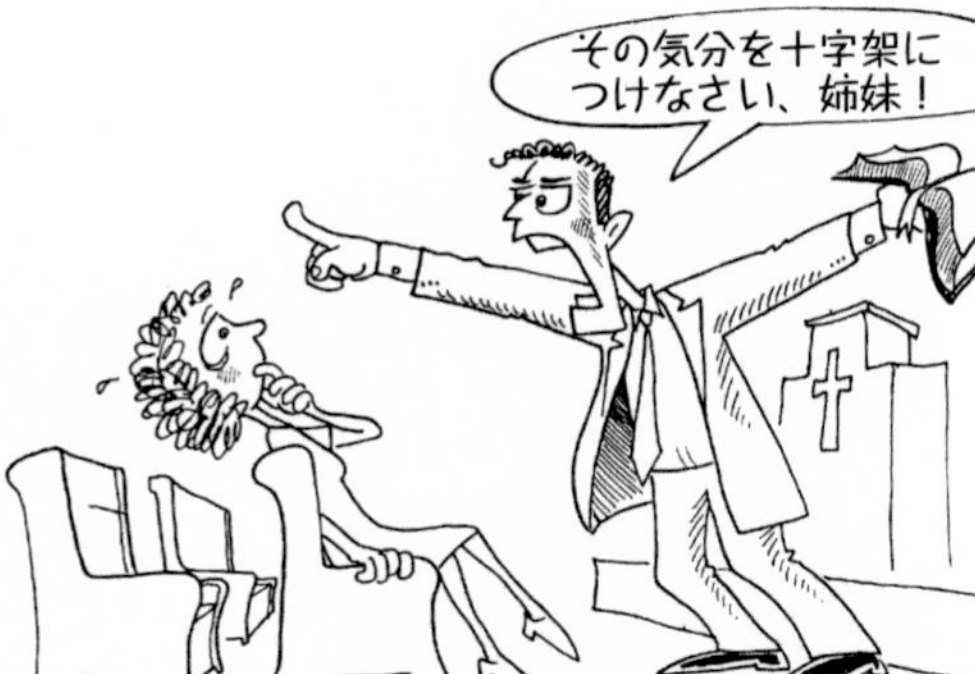

クリスチャンは宗教的論争によって
たびたび治療から遠ざけられてしまいます

ロールの回復への手段と思われていることを、教会は気づいていないのです。教会はまた、「空回りして混乱し、抑うつ状態にある心では、解放や心の癒やしを進めていくことが非常に難しい」ということをわかっていません。効果のある投薬治療は心の回復を加速することはあっても、それを妨げることはありません。

薬を用いることをやめさせようとするクリスチャンが使うもう一つの論調は、「人が薬を服用すると不自然に幸せそうになり、痛みの現実から顔を背《そむ》けて、全き人となるために必要な心の癒やしを避けようとする」というものです。抗うつ薬は、思考コントロールと清澄な精神状態の改善を提供するだけのもので、不自然な幸福感を作り出すものではないということを、クリスチャンたちは理解する必要があります。適切に処置を受けた人は、治療後には困難な問題にもはるかによく立ち向かえるようになります。それはその人が、もはや人生のストレスによって打ちのめされたり麻痺したりすることがなくなるからです。

私が時折、真実だなあと思うクリスチャンの論評があります。投薬治療によって劇的に改善した患者を見て、何人もの人が驚愕していたのを私は見てきました。それは心の癒やしや解放を続行する動機を、彼らがもはや持っていなかったからです。彼らは医学的な回復の後には以前よりはるかに良くなって、癒やしのプロセスをやめてしまうのです。実のところ、こうした人々は単に「思考のコントロールができるようになった」というだけなのに、「心が自由になった」と安心してだまされてしまっているのです。私は「医学的な回復は、心の癒やしの三つあるプロセスの中の第一歩に過ぎないんだよ」と懸命に指摘しようとします。

私の願いは、この本の情報によって誰もがうつ病について十分に理解し、相手に医療の助けを求めるよう勧めるべき時機を知って、その人の治療のプロセスをサポートするようになることです。医学的うつ病の、あまり改善の兆しが見えない人に求められるエンドレスのカウンセリングに、牧師たちは疲れ果ててしまっています。これらの手段を使って、牧師、カウンセラー、友人たちは、その人をいつ医師に紹介したらよいかわかるようになります。そうして犠牲となっている患者に、「これは治療できる病気の一つなのだ」と理解させる手伝いができます。これによって、その人により良い回復をもたらし、牧師やカウンセラーを疲弊《ひへい》させるのではなく励ますことができます。

教会は、拒否と恥、断罪ではなく、癒やしと回復の場となるべきです。クリスチャンとして、私たちはうつ病の人に希望をもたらすことができます。ここに提示されている情報を使って、私たちは打ちひしがれた人に回復の道筋の輪郭を描き出すことができるのです。私たちはうつ病の人たちが自分の苦しみを認められるようにし、彼らとともに回復の道を歩む者を備える必要があります。教会がこのことについて沈黙を守り続ける限り、多くの人がキリスト教をあきらめ、苦しみに満ちた人生を生き、それすらできなかった時には自殺をしようとするでしょう。

私たちは皆、聖書が罪のなわめから人々を救い出すように教えていることには同意しています。心の牢獄にとらわれている人々を解き放つ手助けをすることは、教会にとって道理にかなったことではありませんか？

次の章では、報道機関や精神医学界で最も物議をかもしている話題について見ていきましょう。

【第一二章】　集中できないんです

「それは、神が混乱の神ではなく、平和の神だからです」（第一コリント一四章三三節）

■なぜこんなにも論争となるのか

注意欠陥障害（ＡＤＤ）は、子育て、教育、投薬において、最も論争の的となり、感情的になりがちな主題です。一般社会、そして医学界でもいくつかのグループに意見がわかれています。あるグループは「ＡＤＤなんてものは実在しない。問題行動は子育てのまずさや環境の悪さ、社交スキルの低さやしつけの足りなさのせいである」といいます。このグループは、投薬治療は不必要であるのみならず、子どもを抑圧する残酷な手法であるとし、「両親と教師の、しつけおよび教育の責任に対する言い訳である」と感じています。他のグループは、ＡＤＤは子どもの視力の悪さを矯正することと全く同じ、医学的に治療を要する一般的な身体的障害であると感じています。また、他のグループは自然のハーブやビタミン、食事によってのみ治療をするべきだと考えます。

精神医学の他の領域と同様に、論議の根本的な原因は、精神状態や思考速度、注意度を測ったりすることができないということにあります。私たちには、その人がＡＤＤを持っているのか、それとも何か他の精神的疾患の状態なのかを教えてくれる、客観的で信頼できるテストがないのです。何かしら証明できないような時はいつも、憶測の対象になるのです。今一度、脳内化学物質の不均衡が引き起こしている可能性が高い時の症状チェックリストに私たちは期待をかけています。医学界にも一般社会にも、子どもまたは成人に投薬治療を始めることへの十分な根拠として、症状のチェックリストを受け入れられないという人がたくさんいます。

この章であなたにこの問題をお伝えして、好発するこの身体的障害にまつわる多くの混乱をクリアにしていただきたいと願っています。

■ＡＤＤとは何か

注意欠陥障害（ＡＤＤ）とは、自分の思索に集中する力や焦点を合わせる力が慢性的に欠けている人のことを指します。通常は二つある形態の一つ……多動性がある（ＡＤＨＤ）かないか、どちらかで現れます。これは子どもたちに最もよく見られる思考障害です。これは学業成績の不振や落第などの代表的な要因となっています。

正常な脳は、やるべきことから気を逸らせてしまう不必要な情報や刺激を遮断する門というか、フィルターのようなものを持っています。ＡＤＤの場合、そのフィルターがとても弱いので、子どもは学習したり記憶したりすることを継続的に阻害する、不必要でいら立つ思考の爆撃を受けることになります。それはまるで小さな部屋に閉じ込められ、たくさんの拡声器がすべて大声で指示を飛ばしてくるので、どの声が最も重要なのかわからなくなってしまうようなものです。こうした子どもたちは、脳が一度にあまりにも多くのことを伝えてくるので、その指令のすべてをどう処理したらよいかわかりません。例えば、このページを読んでいる時、街路の雑音や光の点滅、部屋にある扇風機などに、私が指摘するまであなたは気がつきませんね。あなたの思考は、読んでいるものに焦点を絞っているからです。ＡＤＤがあると思考があまりにも目まぐるしく働くので、その人はこのページを読むことに集中できず、読んでいるものと同じくらい周囲の雑音が重要に思えてきてしまうのです。脳はどんな時でも、どの刺激が最も重要なのか、優先順位をつけることができないのです。外の騒音はページの内容と同じくらい重要になり、思いは雑音によって散漫になって、決して本を読み終えることはできません。こういうわけで、被転導性《ひてんどうせい》（気が散って集中できない傾向）は、ＡＤＤの至って重要な症状なのです。

ＡＤＤは学習においては重い障害となり、他の学習障害に関連して発見されることがよくあります。

正常な集中力を持つ人が新しい情報を学ぶ際、いずれ使う時のため、簡単に取り出せる位置にあるメモリーにそれを保管しておきます。適切なテーマのラベルを貼った引き出しに情報を入れておくとも言えますし、きちんと印《しるし》がしてあるので、必要な時にすぐに取り出すことができるというわけです。しかしADDの人の中には、そんな収納システムなどはありません。新しい情報は、肩越しに記憶の山の中に放り込まれてしまうようなものです。その人が「その情報はこの中のどこかにある」と知っていても、取り出すのは不可能と言ってもいいでしょう。

この集中力の欠如は、大人の気分障害の場合と同様に、脳内の化学物質が遺伝的に不均衡であることに起因します。子どもたちにも同じように思考の空回りがありますが、気分症状があるということとは少し違っています。大人の場合はより不安と抑うつ状態の思考パターンであるのに対し、彼らの思考の取り散らかし方は、より無作為な性質のものです。ADDと気分障害は遺伝するという点で類似性のある病態なので、どちらもよく家系の中に一群となって認められます。

ADDには多くの症状がありますが、すべての罹患している子どもにすべての症状が現れるわけではありません。子どもたちには、次のような症状のいずれかが認められます。

・始めたことを終わらせることができない
・そわそわして落ち着きがない

・気が散る
・耳には入っているが聞いていない
・学業に集中できない
・教室で騒音を立てる
・落第する
・モーターで動かされているような動きをする
・じっと座っていることができない
・大声を出す
・常にしゃべっている
・衝動的

彼らは興奮しやすく、他者と分け合うことができず、せっかちで気が短く、気分の変動が大きくて自分のやり方を通そうとします。教室では空想にふけっているか授業を妨害しがちで、やるべきことに取りかかることができず、細かいことでいちいち混乱します。指示に従うことができず、きわめて忘れっぽいです。物事に対して非常に感情的な反応を示すので、常に不機嫌だと思われています。怒りっぽさ、衝動性、そして未熟さが、友だちを作ることや友だち付き合いを難しくするので、社会的に孤立します。これが大きなフラストレーションとなり、社会的に不適切な振る舞いや衝動性につながっていきます。

学校があまりにも苦闘の場なので、彼らの成績は大抵良くありません。スキルを学んだりやるべきことをやり遂げたりするために、彼らには一定した管理指導と支援が必要です。彼らは学校当局などと始終トラブルを起こすので、何か悪いことが起こると自動的に責めを負わされることになってしまいます。こうした圧力によって子どもたちは自尊心を失い、拒絶されたと感じます。年を重ねると彼らは不愛想になり、引きこもるようになります。こうして、たびたびＡＤＤはうつ病、不安神経症、そして学習障害とともに見られるようになります。

これらの子どもたちは大抵正常な知性を持っているのですが、彼らに備わった能力を使うことも働かせることもできません。これは、「ガレージの中に高性能な車を持っているのに道路に出すことができないので、その車がどんなことをできるのか私たちには知る由もない」という状況のようなものです。素晴らしい可能性があるのに、運用されないのです。

■ＡＤＤにはどんな治療ができるのか

治療には多面的なアプローチが伴います。一貫して助けになる食事制限は見つかっていませんが、投薬治療は非常に有益です。大人の気分障害としては、薬は脳内化学物質の不均衡を修正し、正常な思考スピードと筋道を立て直します。刺激薬や抗うつ薬など、有効な薬剤はたくさんあります。子どもたちにはメチルフェニレート（中枢神経刺激薬・リタリン）などの刺激薬がよく効きますが、適正な組み合わせが見つかるまで、いろいろな種類の薬剤を試してみる必要があります。薬剤は患者の思考スピードをスローダウンさせるので、衝動性や多動性が低減します。正常な思考スピードに近づくにつれ、思考や行動をコントロールするのが容易になります。思考のコントロールが向上すれば、集中力、学習効果、自尊心と精神状態は改善していきます。こうした治療によって、子どもたちは思考の爆撃という牢獄から解放され、自分の意志で気になることにフォーカスを合わせ、自分のペースで自分自身の考えを選び取れるようになります。

両親は一般的に診断を受け入れにくく、このために子どもたちに投薬することを認めたがりません。誰だって子どもたちに薬なんて飲ませたくはないですから、これはよく理解できます。しかし実際は、その薬によって子どもたちは落ち着き、自尊心とよりよい振る舞いを手に入れることができて、幸せになれるのです。これにより、家庭生活と家族との人間関係は大いに改善します。メガネやインシュリンを子どもに与えることを拒む親はいません。投薬はそれと同様の意義があることだと考えるよう、私は両親を励ましています。ＡＤＤは行動に症状が表われる医学的な問題で、治療の効果があるということを理解しなければなりません。

投薬によってＡＤＤを治療する医師は、「必要のない薬を子どもたちに投与している」と全般的に批判されています。家族の崩壊、成績不振、人格的な傷害などが、治療を受けていない子どもたちに多く見られます。私の意見では、そういう子どもたちの治療を拒否することは、彼らに薬を飲ませることよりも、ずっと不公平で危険なことだと思っています。診断が疑わしい時は、両親に「あなたの子どもさんにしてあげられることは何もありません」と言うよりは、私は治療と希望を提供して誤りを犯すことの方を選びます。投薬によるリスクはとても低いですが、診断をし損ねてその子どもが治療を受けず、長期的にADDによって受ける弊害に直面させることによる影響は甚大《じんだい》だからです。

教育者たちは、これを患う子どもたちのためにプログラムを作成するにあたって、大いに助けになることができます。ADDの子どもたちがやるべきことをしっかりやるには、もっと多くの褒《ほ》め言葉と励ましが必要です。自尊心が守られなければならないのです。

両親は大抵、自分の子どもたちのコントロールできない振る舞いによって恥をかき、怒りを募《つの》らせています。こうした両親に、「子育てができていない」と断罪する隣人や友人たちと過ごすよりも、子どもたちを補佐してみるよう手を差し伸べなければなりません。一人ずつ、そして家族ぐるみでカウンセリングを受けることは、こうした問題を抱えた家族や個人の助けになります。サポートグループは、対処と理解に窮《きゅう》している家族にとって援助の命綱ともなり得ます。サポートグループでは、役に立つ子育て対策がたくさん学べます。投薬治療は、役に立つ多くのADDの療法の一つなのです。

■ADDを治療しないとどうなるのか

ADDはかつて、思春期には終わると考えられていました。今では多くの場合、大人になっても状況は継続するということが知られています。ADDの子どもたちが治療を受けずにいると、彼らは不愛想、低い自尊心と引きこもり、短気、反抗的になり、失敗するよう条件づけられた状態になります。すると彼らはその衝動的な振る舞いに我慢ならない同年代の子たちからのけ者にされるので、同様の不具合を持つ子どもたちとつるむようになります。十代になると、彼らは反抗的で挑戦的なケンカ腰になり、たびたび法を犯すようになります。違法薬物やアルコールに手を出すと、それが切れるまで初めてリラックスでき、集中できるようになることに彼らは気がつきます。すると彼らはそれらを飲み続けます。人生で初めて自分の思考をコントロールできるからです。治療を受けなかったADDの子どもたちや気分障害の大人には、薬物やアルコールの依存症が高い発生率で起こります。これらの慢性的な使用は、実際は脳内化学物質の不均衡を悪化させます。

年を重ねると、多動性の症状は減少しますが精神症状は増加します。そこで非常に高い発生率で抑うつ症状や不安、情緒不安定などが表われ、集中力の欠如に加わります。ADDを治療せずにいると、生涯にわたる自責、恥、失敗、怒り、社会的孤立、情動不安、不完全就業、人間関係の破綻、薬物・アルコール乱用、そして気分障害に至る可能性があります。それらは無秩序な生活をもたらし、忘れ物をしたり遅刻の常習となったり、時間の管理がおろそかになって、仕事や住居、配偶者を頻繁に取り換えるようになってしまいます。彼らは他者の意見に対する不寛容と衝動性のせいで、対人関係に問題を抱えています。この状況は人生と人格のあらゆる面で影響を及ぼします。ＡＤＤかもしれないと思われる人には誰でも、診断が下り次第すぐに治療に取りかかる緊急性を私は感じています。

ＡＤＤの大人は、彼らが自分の子どもたちをＡＤＤの査定に連れてきた際にしばしば診断されます。その時、自分たちの人生でずっと同じ症状があったということに両親が気づくことがあります。

大人は刺激薬で治療できますが、それよりも抗うつ薬と気分安定薬で治療されることが多いです。ＡＤＤの大人は通常、成長の過程で多くの心の傷と痛みを負っているので、カウンセリングはとても重要です。治療をすることで、こうした人々は自律と自尊心を身につけ、リラックスすることや我慢することができるようになり、頼りがいが出てきて自信がわき、幸せになれるのです。

ＡＤＤは大きなテーマであって、この本のような小さな紙面では十分にカバーすることはできません。もしあなた自身や家族がこの症状のリストに当てはまると気づいた場合は、この問題についてさらに詳しく読み進めることをお勧めします。

次の章では、脳内化学物質の不均衡によって引き起こされる症状のリストをご覧いただきましょう。

【第一三章】 症状チェックリスト

ここに記した症状のリストにご自分を照らし合わせてみてください。もし自分のことが書かれていると思ったなら、このリストをあなたの医師のところへ持参して、相談するようにしてください。

■うつ病

症状の原因となる可能性がある他の個人的な状況(身近な人の死など)や、治療を受けている現状(薬物や甲状腺機能低下など)がなく、二週間以上にわたって毎日、これらのリストの症状のうち五つ以上が表われていること。

一、絶え間ない悲壮感、不安、または「空虚な」気持ちを、ほとんど毎日、常に感じる
二、絶望感、悲観的な気持ち、低い自尊心を感じる
三、罪悪感、無価値感、無力感を感じる
四、かつては楽しんでいた趣味や活動に対する関心や喜びの喪失（性生活を含む）
五、不眠、早朝の目覚めや寝過ごし
六、食欲減退、体重減少、または過食と体重の増加
七、活力減退、疲労感、低迷感、またはは制御できないほどの興奮

八、単純な務めがつらく感じて、しなければならないことを先延ばしにしてしまう
九、自殺や死について考える、自殺未遂、または「こんな人生なんて生きる価値がない」と常に考えてしまう
一〇、落ち着かない、イライラする、かんしゃくを起こす、まったくリラックスできない、まったく満足できない
一一、制御できないほどの落ち込み、悲しみ、否定的な考えが絶え間なく押し寄せて、それを頭から追い出すことができないので、集中すること、覚えること、決断を下すことが難しい
一二、頭痛、消化不良、慢性的な痛みなど、治療効果がない身体的な症状が常にある
一三、切り替えられない不安感が続く、身体的な健康を含む小さなことを制御できないほど心配してしまう
一四、ちょっとした会話をすることの難しさが高じた社会的孤立、引きこもり
一五、うつ病、アルコール依存、神経衰弱の親戚（近親者）がいる
一六、（子どもに見られる）いら立ちの増加、身体的問題に関する持続した愚痴、興奮状態、根拠のない不安、またはパニック、引きこもり

■思春期うつ病

一、抑うつ状態の気分、反社会的または反抗的な振る舞いにつながるいら立ち
二、取るに足りない出来事に対してさえも急速に変化する情緒不安定さ
三、集中力の欠如、学業成績の低下、学校を休む
四、学校や友人への関心の喪失、社会的な引きこもり（家族に対してさえも）
五、心配をやめられない
六、眠れない、逃避のため常に寝坊する
七、過食または拒食
八、落ち着きのない過度の精力、または過度の疲労
九、かつては喜んでいたことが楽しめない
一〇、筋肉痛、頭痛、内臓の痛みなど身体的な訴え
一一、いじめられている、皆が自分に敵対していると感じる
一二、根拠のない罪悪感、恥、自責
一三、自己流の治療のための違法薬物使用、またはアルコール摂取の増大
一四、身だしなみと身体の衛生への関心喪失

■軽度のうつ病

軽度のうつ病は、二年以上ほとんど毎日、次のうち二つ以上の症状を伴って、ほぼ一日中抑うつ状態にある場合を指します。

一、食欲減退または過食
二、不眠または過眠
三、活力が低下し、常に疲労感がある
四、自尊心の低下
五、集中力が欠如し、決断を下すことが難しい
六、絶望感がある
七、これらの症状により、社会的・職業的な活動が機能しない

■不安症

あなたはいくつもの出来事や活動について、度を越しているか非現実的な不安と心配を持っていますか？　それは六カ月以上にわたってほとんど毎日感じられるものですか？　心配することを抑制し

たり打ち消したりするのは難しいですか？

過去六カ月にほとんど毎日、次のように感じましたか？

一、焦燥感があり、ひどく興奮したり、ピリピリしたりする
二、頻繁に疲れを感じる
三、集中することが難しい、または頭が真っ白になる
四、イライラする
五、筋《きん》緊張（筋肉のこわばり）
六、速やかに眠りに入れない、眠りが浅い

心配や不安が明白な苦痛となっているか（心配しすぎていることを気にしている）、または毎日の生活への明白な支障となっていますか？　例えば、その心配によって重要な職務をこなすのが難しくなっている、人間関係や眠りに落ちることの妨げになっているなどです。

恐れていたような社会的状況に出くわした時すぐに、パニックになったり不安な気持ちを感じたことはありますか？

環境や状況のあらゆる要素を考慮した上であっても、その状況が実際に引き起こす危険や脅威に対

して、釣り合いが取れないほどの不安ですか？

恐れていたような社会的状況を避けようとしたことがありますか？　もし、それが避けられないとすると、あなたは激しい不安や不快感を持ったまま、その状況を耐え忍びますか？

■強迫性障害（ＯＣＤ）

一、不安と苦痛を引き起こすような、繰り返し絶え間なく忍び込んでくる不穏な考えを経験している
二、その考えは実際の出来事とは関係がない
三、他の考えや行動で、その考えを止めようとしている
四、その考えは事実ではなく、自分の心から出てくるものだと自覚している
五、不必要で不穏な考えを中和するためにやらなければならない、反復性の意味のない行動（手を洗う、配列を整える、確認作業をするなど）や儀式（祈る、数を数える、朗唱《ろうしょう》するなど）がある
六、その考えおよび付随する行動は、本人にとって時間を浪費し、妨げとなり、困らせるものなのに、どうすることもできない

■躁病または軽躁病《けいそう》(軽度の躁病)/双極性障害の兆候

一、過度で異常な高揚感、急速で不安定な気分の変調
二、自分についてくることができない周囲へのいら立ちや短気
三、不眠、あまり眠る必要を感じない、眠る時間が取れない、それでも翌日は疲れを感じない
四、大きな計画、中身のない自尊心、過大な自己評価、衝動的な浪費
五、大声、早口、止まらずに増進するおしゃべり
六、空回りして入り乱れた思考、誰もついていけないほどコロコロと変わる話題
七、注意力の欠如、転導性(思考や注意の逸《そ》れやすさ)
八、性欲の亢進《こうしん》、やりたい放題、性格が変わったような振る舞いをする、性的放埒《ほうらつ》
九、「止められない」ほどの顕著に亢進した活力、常軌《じょうき》を逸《いっ》した攻撃的な車の運転
一〇、判断力の欠如、洞察力のなさ、治療の拒否、他者への非難
一一、リスクの高い不適切な社会的行動、軽率、人を叱りつける、大げさに反応する、曲解《きょっかい》する、ありふれた発言の意味を歪曲《わいきょく》する
一二、数時間から数日間はその状態を保ち、大抵は深い抑うつ状態に突入する
一三、コカインや「スピード」のような違法ドラッグによるものではない

■注意欠陥障害（ＡＤＤ）※多動性を含まないもの

ＡＤＤは軽い、穏やかなものから重いものまであり、これらの症状は軽い場合があります。他の気分障害と同様に、人によって異なる症状があります。しばしばＡＤＤの子どもの親戚や家系の中にＡＤＤやうつ病などの気分障害、またはアルコール依存症の人がいます。六カ月以上にわたり、毎日このような症状の六つ以上が見られるかどうかを調べてみてください。

一、常に思考が散漫になる原因となり、気を散りやすくさせる、空回りして取り散らかった思考
二、細かいことに注意を払わない、うっかりミスをすることが多い
三、指示に従うことができず、何かを覚えるまで注意を保持していられないので、やらなければならないことを最後までできない
四、面と向かって話しかけられても、耳に入ってはいるが聞いていない
五、一対一で世話してもらわないと、学業に集中できない
六、静かな場所で響くような、意味のない雑音を立てる
七、落第する、授業を妨害する、権威に対して反抗的、無秩序
八、空想にふける、物をなくす、忘れっぽい

九、時に引っ込み思案で引きこもりがち

■注意欠陥多動障害（ＡＤＨＤ）

一、もじもじしたり、身体を小刻みに動かす
二、教室でじっと座っていることができない
三、不適切な時に、過度に走り回ったり何かによじ登ったりする
四、何一つ静かにやることができない
五、「モーターで動かされているように」常に身体を動かしている
六、おしゃべりを止めることができない
七、質問を最後まで聞かず、考えなしに答えを口走る
八、順番が来るのを待てず、すぐに不満を募らせる
九、たびたび（他者のしていることなどに）割り込み、中断させ、衝動的で混乱を引き起こす
一〇、友だちを作ることや維持することが難しい、分かち合うことができない、自分のやり方を押しつける、短気で一般に社会性が未熟
一一、気分の振幅が大きいので、良いことも悪いことも感情的に大げさな反応を示す

■大人のＡＤＤ

一、慢性的な物忘れ
二、時間とお金の管理に問題がある
三、無秩序な生活様式
四、仕事や住居を頻繁に変える
五、前述の気分障害に記載された、周期的に起こる抑うつ状態や気分変動、不安など
六、慢性的な成績（業績）不振パターン
七、落ち着かない気持ち
八、衝動的な振る舞い
九、薬物などの乱用に陥りやすい傾向がある
一〇、自尊心（自己評価）が低い
一一、過剰反応、または過少反応
一二、たやすく不満を募らせる
一三、集中力の欠如

一四、人間関係を保つことが難しい
一五、怠けている、未熟、夢想家、脱落者、または態度が悪いなどというレッテルをよく貼られる

■統合失調症、または他の精神病的衰弱

一、感情の起伏がなく引きこもっているか、興奮状態で敵意に満ちている、または誇大妄想性
二、言語コミュニケーションに乏しく、無秩序でまとまりのない思考
三、何の根拠もなく道理の範疇《はんちゅう》を外れた何かを信じ、妄想（宗教的なものを含む）に満ちた考えを持っている
四、他の人には見えず、聞こえない何かを見たり聞いたりする
五、他の誰かや組織に見張られている、尾行されていると感じる

精神病性疾患には多くの複雑な症状があるので、専門家の判断が必要です。基本的に、精神病の発症時期には、その人は現実との関わりを失い、通常の生活を送ることができなくなっています。これらの症状が見られたら、その人には緊急に医学的治療が必要です。

※この章に含まれる情報は教育上の目的にのみ供されるもので、医師による査定に置き換えられるものではありません。
※これらのチェックリストは「精神障害の診断と統計マニュアル（DSM）」（アメリカ精神医学会・ワシントンDC、二〇一三年発行）第五版から採用しました。

【第一部　まとめ】

「あなたは私のために、嘆きを踊りに変えてくださいました。あなたは私の荒布を解き、喜びを私に着せてくださいました」（詩篇三〇篇一一節）

うつ病や気分障害、不安障害、注意欠陥障害をもつ人々は、自分でコントロールできない状態にとらわれており、どうすることもできずにいるのだということを、多くの一般人に知ってもらうことが大切です。こうした人々に対して、もっと霊的になるとか賛美のCDを聞くとか（これは回復のプロセスにはなりますが、解決にはなりません）いうことで問題を乗り越える方法を、軽々しく簡単に言わないようにしてください。こういう提案で彼らが回復することを期待するのは、「家に帰って身長を高くしろ」と言うのと何も変わりません。それはうつ病の人が既に苦しんでいる罪悪感と恥の重荷を更に悪化させるだけです。

これらの状態は、糖尿病や他の慢性疾患のような、医学的な治療を要するれっきとした身体的疾患です。彼らが恐れられたり、疑いの目で見られたり、断罪されたり、辱めを受けて黙らされているやり方は理不尽です。こうした人々の多くは投薬によって効果的な治療を受け、正常で生産的な生活に戻ることができるのです。これらはとてもよくある、治療可能な身体的疾患であって、何も落ち度がなくても誰にでも起こり得るものなのだということを、クリスチャンは知っておかなければなりません。

私たちのコミュニティと教会は、人生の苦難への答えを求めている傷ついた人々でいっぱいです。彼らの多くが治療を要する気分障害を患っています。友だちや牧師が「うつ病は弱さや信仰の足りなさのしるしだ」と言い放つ時、彼らは深く傷つきます。糖尿病の人が「身なりをきちんとして、インシュリンを使うのをやめなさい」と言われること以上に、うつ病の人が「正気を取り戻せ」と言われるようなことは、あってはならないのです。

多くの人が、うつ病や他の気分障害によって不必要に苦しんでいます。彼らはそれに対する治療があるということと、クリスチャンにも受け入れられるということがわからずにいます。公衆教育によって、より多くのうつ病の人が「自分には治療が必要だ」ということに気づき、彼らが自分自身を「社会ののけ者だ」などと考えずに済むようになるのです。気分障害を持つ人々は、その問題に気づいて助けを求めるために、励ましを受ける必要があります。

本書は、人が自分の患っている障害の種類を理解し、どんな治療が受けられるのかを知る手助けをすることができます。前章の症状チェックリストは、気分コントロールの脳内化学物質不均衡による症状の概略を表わしたものです。もしあなた自身や家族が気分障害を患っているのではないかと思うなら、チェックリストに書かれた症状と見比べてみてください。もし複数の当てはまる症状があるようでしたら、そのリストを持って医師のところへ行き、どう感じているかを話し合ってください。そうすれば、治療の計画を立て始めることができます。

■祈りましょう

さあ、気分障害の癒やしのために祈る時がきました。あなたの心を開き、神があなたに触れてくださるように祈りましょう。


父なる神よ、今、私はあなたのみまえにまいりました。

あなたの尽きることのない愛と私への熱心に感謝します。

私の苦しみを心にかけてくださり、どんな時も私とともに歩んでいてくださることに感謝します。

あなたの癒やしの油を私に今日、注いでください。

私の神経細胞が癒やされて、私のセロトニンの濃度が正しくされますように。

私の集中力が立て直されて、あなたの平安を曇りのない心で感じることができますように。

私が気分障害を持っていることや、治療を受けていることで、恥と断罪をもはや感じなくてもいいことに感謝します。

他の人が気分障害から解放されるために、私にどのようにお手伝いができるのか教えてください。

この願いを、イエス・キリストの御名によって祈ります。アーメン。


第二部では、心の束縛の二つ目の鎖の環である「サタンの嫌がらせ」について見ていきましょう。

第二部◇霊的ハラスメント

【第一章】　サタンの攻撃

「身を慎《つつし》み、目をさましていなさい。あなたがたの敵である悪魔が、ほえたける獅子のように、食い尽くすべきものを捜し求めながら、歩き回っています」（第一ペテロ五章八節）

■サタンは無視していれば、どこかに消えてくれるのではないか

サタンの王国全般と、サタンが人間を攻撃する方法は、大いに論争の的となる膨大な主題です。サタンは西欧文化のクリスチャンたちをいいように追い立てて、この件について無視させ、避けさせて、恐れさせることさえしてきました。悪魔の働きについて教えたり、また、悪霊の追い出しを実践したりする説教者や牧師たちをサタンは首尾よく軽視させてきたので、キリスト教界はこの件について語らないよう推奨し、それを口にする者たちを批判するようにさえなってしまいました。「悪霊の問題はアニミズムの文化がある開発途上国の懸案であって、こうした話題は宣教師の中でだけ話し合われるべきものだ」と広く考えられています。医師たちは「科学的ではない」とみなされることや、神秘主義のレベルに身をやつすことへの恐れから、これについて話し合うことには気が進みません。サタ

ンは、彼の影響という現実を否定するクリスチャンたちに妨げられることなく自分の仕事を続けられるので、こうした状況が大のお気に入りです。

私はサタンの王国や彼の活動に関するエキスパートではありません。しかしながら私は、彼が実在しており、活動していると知るに足るだけの機会があって、彼と遭遇しています。この章では、この主題についてあなたにご説明し、サタンがいかに私たちの弱点につけ入ってくるのかをお見せしたいと思います。後ほど、私たちがサタンに対して権威を持っている理由と、その権威の使い方をご説明します。

目に見えないけれど確実に経験できるものについて、私のような者にもわかるようにしてくれた非常に有用な本の著者に、心から感謝します。ニール・アンダーソン氏、ディーン・シャーマン氏、そしてピーター・ホロビン氏の著作から引用させていただきます。彼らの非常に有用な著作物は、この本のまとめで参考文献にリストアップしておきます。ぜひお読みになることをお勧めします。

私はサタンの活動についてほとんど語られない保守的な福音派の出身です。「サタンは魔術師のいるような発展途上国で主に活動し、いまだに彼の王国に属している人々に対して嫌がらせをしているのだ」と私は思い込んでいました。悪霊追い出しのミニストリーや悪魔的なものについて教えている人々は、非主流派か過激論者だと思われていました。この主題については無視する方が快適で便利だったので、いずれなくなるものと考えていました。一般的に「クリスチャンには、そういう問題は起こり得ない」と教えられていたので、このことについては話さない方がよかったのです。このような姿勢全体が、キリストにある権威について知らないクリスチャンの、サタンへの恐れに基づいたものだったと、今ならわかります。

■私が関わるようになった経緯

私が自分のオフィスで精神疾患を治療し始めた時、私には「精神疾患にはほぼ常に、投薬で治療できる身体的原因がある」という思い込みがありました。私はクリスチャンでしたが、カウンセリングは大した役割を持っていないとみなし、悪霊の追い出しは狂信的な非主流派だけのものだと思っていました。

ますます多くの気分障害の患者さんたちと面談していくにつれて、私は奇妙な現象についての話を聞きました。彼らは視覚的、聴覚的に経験したことを伝えてくるのですが、彼らには精神病疾患はなく、完全に正気なのです。私はこうした説明できない出来事に興味を引かれたので、精神医学的問診の一部として、すべての新受診者にこれらの経験について日常的に尋ねるようになりました。私は自分が発見することになる事柄について、何も心の準備をしていませんでした。

まったく驚いたことに、私がより多くの人々に質問するにつれて、正気ではないと思われることへの恐れによって、それまで一度も申告されていなかった、説明不可能な超常的出来事の報告を受けるようになりました。そうした出来事は大抵、霊への語りかけや霊から聞こえてくるものを含む、恐ろしいものでした。それらは「ヘビーメタル音楽のポスターから聞こえてくる奇妙な笑い声」や、「見ていたテレビ番組から出てきた霊が居間の中を歩き回る」など、さまざまです。子どもたちも、こうした恐ろしい出来事から免れることはありません。毎晩、寝室に現われて彼らを怖がらせる恐ろしい霊の到来によって、眠ることができないと多くの人が言います。

オカルトの心霊活動は、人々が考えているよりはるかに多いということが私にも明らかになってきました。私たちがそのことに気づかずにいた唯一の理由は、この件について話すことが西欧社会では社会的に受け入れられなかったからです。開発途上国では、こうしたオカルト的な出来事はありふれたことで想定内でもあることから、大っぴらに論じられています。

こうしたオカルト的な出来事を学び、それが私の患者たちにどんな影響を及ぼしているかを知るにつれて、私は明らかなパターンがいくつかあることに気づきました。故意にオカルトに手を出していた人ほど多くの霊の来訪を経験し、霊の出現や声などによって生活が脅《おびや》かされていることは、疑う余地もありませんでした。オカルトに興味本位で手を出すことは、ある人々にとっては何の「罪もない」ことと思われるかもしれません。学校の休み時間に行なわれているウィジャ盤(西洋版こっくりさん)や、ただのゲームだと思って霊を呼び出す詠唱を唱えるなど、よくある校内儀式をした後で、二度と元に戻らないほど変わってしまった大勢の子どもたちを、私は見てきました。誕生日のパーティーの余興として占い師を雇った人々も見ました。その時から、彼らは恐怖に満たされ、異様な心の声を聞くようになってしまったのです。

他にも、オカルト的な経験の引き金になる経路のよくあるものとしては、邪悪なテーマや人格を含む娯楽を見たり読んだりすることです。ポルノ、暴力、オカルト的な娯楽に身をさらした後で悪霊の襲来を受けた患者の数の多さに、私はまったく驚愕しました。また、こうした人々の子どもたちも、実際にその手の映像などを見ていなかったにもかかわらず、両親が「害はないだろう」と考えていた娯楽を通して家の中に導き入れた同じ霊によって、同様に脅かされている事実を突き止めました。

■K夫人のエピソード

私はK夫人と出会う前、自分の患者に起きたこれらの超常的な出来事の調査に何年も費やしました。この女性は、長年のうつ病の件で私に会いに来ました。彼女は面談の始めのうち、とても煮え切らず、神経質な様子でした。数分の表面的な会話と予備的な質問の後、彼女は私にこう言いました。「私の心の中で三人の人が話しかけてくるので、あなたの話を聞くのが難しいのです」。なるほど、これは私にとって新しい経験でした。彼女が統合失調症ではないのは明らかだったので、彼女が声を聞くのは精神病的原因ではないとわかりました。彼女はうつ病でしたが、まったくの正気でした。

私は何をしたらよいかわかりませんでしたが、これまで何時間も費やして問いただしてきたようなオカルト的な経験を、彼女もしているのだろうかと考えました。この横やりは面談を非常に難しいものにしてしまうところだったので、一呼吸おいて、時間を稼ぐために私はカルテに短い書き込みをしていました。心の中で私は、「神さま、どうなっているのか私にはわかりません。この女性がもし悪霊の声を聞いているのなら、どうか彼らを黙らせてくださいませんか？　そうすれば、私は面談を終わらせることができますから」と祈りました。

私がカルテから顔を上げると、彼女は私が見たことのないような熱心さでこちらを見て、こう言いました。「今、何をしたの？」。私は「カルテに最後の質問の答えを書いていたんですよ」と説明しました。彼女はその答えで言い逃れをすることを許さず、「いいえ、何か他のことをしていたわ」と主張しました。この時になって私は混乱し、「私はカルテにあなたの答えを書いていただけなんですが」ともう一度言って、「なぜ私が他のことをしていたと思ったのですか？」と訊きました。彼女のその答えは、私の霊的・職業的な道筋を変えてしまうものでした。彼女は言いました。「この二〇年間で初めて声が止まったのだから、あなたは何かをしたはずよ。彼らは今は隠れているし、あなたを恐れている。あなたは何をしたの？」。

ええ、その部屋で誰よりも驚いていたのは私だったと、皆さんにお伝えしておきます。どうして奴らは黙ったのか。奴らは誰のことを恐れていたのか。そしてなぜ？　私の心は突然、その事実にパッと目を開かされました。ええ、まったくその通りです。彼女は正気でしたし、悪霊の声によって苦しめられていたのです。私が祈ったので、奴らは彼女に話しかけるのをやめたのです。キリストの権威が部屋を満たし、奴らは信じる者すべての内におられる聖霊の力におびえたのです。その瞬間から私は、「これまで気づかなかったし、何も知らずにいた戦いの前線に、自分はいたのだ」と気づきました。後ほどの章でご説明するように、私の学びの経験はすぐに、はるかに強烈なものになっていきます。

■私は役に立っていると思っていた

オカルト経験を持つ多くの人と面談し、クリスチャン・非信者双方の患者の内側で働く悪霊の活動について、私は何とか効率良く暴けるようになってきました。驚いたことに、このスキルが患者のうつ病からの回復を加速させることはあまりありませんでした。残念なことに、まったく逆のことが起こったのです。オカルト経験があると答えた人の大多数が、二度目の診察にやってこないということに私は気づきました。再診に訪れた数人は、私の診察室を訪問した後で劇的に増加した悪霊の攻撃、ハラスメントや脅威の、胸をかきむしるような話を語って聞かせてくれたのです。私に暴かれたことで患者本人が彼らの存在を認めたので、彼らは激怒していました。患者たちは大抵、「また私に会うなら、おまえたちや家族を生かしておかない」と脅されていたのです。私の患者たちは既にうつ病や不安障害、躁うつで苦しんでいたので、この精神的苦痛の増加は、私のような特に危険な人物による医学的治療をあきらめるのに十分すぎるほどでした。

ニール・アンダーソン氏の著作『鎖を解き放つ主』は、悪霊の束縛を理解し、人々の人生からサタンを追い出すためのツールとして非常に役立ちます。私はこれを患者さんたちにお勧めしています。この本はとてもパワフルなので、サタンはそれを読もうとすると妨害してくるでしょう。私の患者さんの一人がその本を買うために書店に行き、いくつもの本を拾い読みしたり手に取ったりした後、この本に触ったり購入したりすることが物理的にできなくなったそうです。「その本を見た時だけ、まるできつい帯が身体と腕に巻きついているようだった」と彼は表現していました。悪霊のハラスメントがあまりにも増大したため、彼はそれを買うことはせず、治療からドロップアウトしてしまいました。それは力ある本なのです！

「どうしてサタンは人々が私に会いに来ることをそんなにも嫌うのか」と、私は不思議に思い始めました。私は悪霊追い出しのミニストリーに携わっていないのに、それでも彼は私を目立った脅威とみなしたのです。私の役割は、うつ病を投薬によって治療するだけです。なぜサタンが気分障害の投薬治療によって脅かされるのか、私には次第に明らかになってきたのです。

■サタンはなぜ気分障害がお気に入りで、それを治療する医師を憎むのか

霊的闘争や対立は、特にうつ病のクリスチャンにとって、まさに現実の問題です。集中力の喪失と否定的な思考の散逸は、その人を部分的にオカルトの影響力に対して無防備にしてしまいます。

人の心が否定的で落胆に満ちた思考でいっぱいになって、それを頭から追い出せない状態になると、サタンがより一層の断罪する考えや提案をその人の思考の中に潜り込ませやすくなります。うつ病の人は、邪悪な出どころからくる偽りや断罪、曲解《きょっかい》の侵入を検知できず、その考えは自分自身のものだと思い込んでしまいます。潜り込まされた考えはうつ病の苦痛を深刻化させようとし、被害者を支援的な友人やカウンセラー、そして何よりもまず神から引き離そうとします。集中力がうつ病によって損なわれると、「すべてのはかりごとをとりこに」（第二コリント一〇章五節）し、暗い考えの侵入をブロックすることが難しくなってしまうのです。

この状態は、ドアも窓もなく、壁が穴だらけの家を持っているようなものです。家の中は常に吹き寄せてくるほこりや瓦礫《がれき》でいっぱいです。家の中をきれいにしておくことは不可能です。人の心が空回りして取り散らかっている時、自分に向かってくる邪悪で不穏な考えに対する防御力が非常にわずかになってしまいます。これらの考えはただ「吹き込んで」きて、家の中を埋めていきます。守りの乏しい心には、特に神から引き離そうとするような類の不要な否定的考えが大量に蓄積していくのです。

人がうつ病から回復する時は、すべての穴に不要な考えを閉め出すためのドアや窓ガラスをはめていくようなものです。これによって、思考のコントロールが修復され、邪悪な出どころからくるあらゆる考えがすばやく感知され、排出されていくようになります。入口がコントロールされ、監視されているので、心は清潔に保たれます。

私の経験では、悪霊からの解放のプロセスの第一歩、もしくは悪霊のハラスメントから解き放たれるには、今そこにあるうつ病を治療することです。思考コントロールと集中力が修復されれば、信者はサタンに対して権威を振るうことができるので、彼は逃げ去ります。

「うつ病の原因は、常に悪霊だ」と感じている人々がたくさんいます。これまでの章であなたが見てきたように、私はそうは思いません。私の経験では、ほとんどの抑うつ状態の疾患は、サタンがつけ入ってくる「物理的な脳内化学物質の不均衡」が原因です。この「つけ入る」という点に、悪霊からの解放に長けた人々が闇の力を感じ取り、「悪霊からの解放が根本的な治療だ」と思い込むのです。

私はもちろん、悪霊からの解放が人々を心の束縛から自由にする非常に有効なツールであることに賛同しています。サタンのハラスメントが取り去られれば、その人はより早く本来の姿を取り戻せます。悪霊からの解放は医療と同様に治療の一部分であり、心の癒やしも治療のプロセスの一部です。これはすべて真実で、気分障害の基準にすべて合致し、治療の効果が見られて（診断の追認）いながらも、悪霊からの解放後、完全に症状が消えて以後の投薬も必要なくなった患者を私は知っています。これらの状況では、脳内化学物質の不均衡も悪霊からくるものだったことと、不均衡を引き起こす病弱の霊だったということもあり得ると推測せざるを得ないでしょう。この不均衡が実際に存在するゆえに体調は治療に反応を示しますが、悪霊からの解放が行なわれるまでは、根源的な原因は解消しません。

一般的に、悪霊からの解放の後、気分障害を持っていた人には明らかな改善が見られますが、依然として投薬が必要です。しかし、大抵はかなり投薬量が減ります。抑制できない重症の双極性障害を持っていた人々が悪霊からの解放の後にたいへん落ち着き、容易にコントロールできるようになったのを私は見たことがあります。それでも、いくらかの投薬治療は必要でした。これらの患者さんから私が学んだことは、ほとんどのケースにおいて、悪霊の影響は以前からあった気分障害を深刻化させ、それにつけ入ってくるということです。もちろん、最高の治療は常に、投薬治療と悪霊からの解放、そして心の癒やしという組み合わせです。

■なぜ悪霊からの解放のミニストリーは投薬治療に懐疑的なのか

これは私の所見なのですが、解放のミニストリーに携わっている人々は、たびたび投薬治療の役割について疑り深く、懐疑的です。なぜそのような見方をするようになったのか、それにはいくつかの理由があります。

投薬治療は、通常は「霊的な領域が存在することを否定し、物理的な事由《じゆう》ですべての精神的問題は説明できると感じており、投薬だけが唯一の答えだと考えている」医師によって処方されます。そこで、投薬は非宗教的な起源を持つことから、霊的ではないとか霊的な癒やしの代用品であるとみなされてしまうのです。幅広い治療プランの中に投薬治療を組み込む方法を提示することによって、クリスチャンの医師として、私は投薬に対する白眼視を取り除きたいと願っています。

投薬治療は、「霊的な症状を覆い隠してしまう」とか、「霊的な問題があるということに本人が気づくのを妨げてしまう」などという言いがかりをつけられてきました。投薬治療はまた、「人を眠たげなぼんやりした状態にさせ、感情を麻痺させてしまうので、癒やしが必要な他の問題を無視するようになってしまう」などと非難されます。この最後の部分の言いがかりには、いくつか的を射ている部分があります。もしその人がトランキライザーや過剰な投薬を受けていた場合、その人は鎮静化されすぎているため無感情になり、頭に霧がかかったようになって、悪霊からの解放や心の癒やしのプロセスに参加できなくなってしまうということもあり得ます。トランキライザーは、当然のことですが薬物の乱用につながることもあり、アルコールと同様に良くありません。私はトランキライザーは、そうした状況に陥ることを防ぐため、かろうじて使う程度にとどめています。

抗うつ薬はまったく違います。抗うつ薬には依存性はありませんが、鎮静効果があります。抑うつ薬には、その人が肉の領域では非常に良くなったと感じるため、癒やしが必要な霊的・人格的な問題を無視するようになってしまうという限定的なリスクがあります。彼らは投薬による改善に気が楽になり、「他の側面の回復は無視してもいいくらいだ」と感じてしまうのです。これは実に危険なことなので、私のクリニックでは治療のプロセスにおける三つの要素の回復に重点を置くようにしています。ほとんどのケースでは幸いなことに、頭がクリアになると他の側面の癒やしを「早く始めたい」

と感じるようになります。

精神衛生科の医師への他の批判としては、悪霊の声を聞いたりしている人たちに対し、「精神病の症状がある」と勘違いして向精神薬を投薬してしまうというものです。こうした薬物は非常に強いので、患者は鎮静化しすぎて無抵抗となり、悪霊からの解放や心の癒やしのプロセスに参加できなくなる可能性があります。これらの非難は事実です。私は、まったくの正気だったのに何かの声が聞こえると告白したせいで精神病とみなされ、根底にある問題に対して何の解決にもならない強い薬を投薬されていた患者さんに会ったことがあります。こうしたことは、医師たちが「他の誰も見たり聞いたりできないことを見たり聞いたりする場合は精神病であって、これらの強い薬が必要である」と教え込まれているので、始終起こります。超常的な現象に対しての投薬診断基準など、存在しないのです。

先に述べたK夫人の件では、彼女は声を聞いていましたが、精神病ではありませんでした。もし私が「もしかしたら、霊的な問題があるのかもしれない」と気づいていなかったなら、私も彼女にそうした薬を出し、彼女が今日あるようなレベルにまで回復することはなかったかもしれません。いずれにしても多くの場合、その声が悪霊からくるものなのか、脳内化学物質の不均衡によるものなのかを見分けるのは難しいです。その声が病気からくるものか、それとも霊的なものなのか、それを聞いている人が統合失調症である場合には特にそうなのです。私の考えでは、疑わしい時には投薬の面でも霊的な面でも、双方を治療します。

次に、サタンがどのように人を攻撃するのか見てみましょう。

【第二章】 私は本当に戦いの渦中にいるのか

「悪魔の策略に対して立ち向かうことができるために、神のすべての武具を身に着けなさい。私たちの格闘は血肉に対するものではなく、主権、力、この暗やみの世界の支配者たち、また、天にいるもろもろの悪霊に対するものです。ですから、邪悪な日に際して対抗できるように、また、いっさいを成し遂げて、堅く立つことができるように、神のすべての武具をとりなさい」(エペソ六章一一節〜一三節)

サタンの第一の目的が「人間を攻撃して支配することにより、神の意図に反抗することだ」と悟るのは、そう難しいことではありません。誰でもサタンの王国にとどまることを選ぶなら、その人はサタンの攻撃と支配の対象となる。これは容易に納得できます。何が難しいかというと、彼の王国の住人ではないクリスチャンを、サタンがどのように攻撃するのかということです。これは前にも述べたとおり、西欧文明にいるクリスチャンにとって、巨大なつまずきの石となっています。私が生きてきた中でずっと、クリスチャンたちがこの問題について議論するのを私は聞いてきました。経験から得た結果として、前の章でも記したように、私はこの本で説明したとおりの結論に達しました。私の立ち位置は、ある人たちにとっては論争の的になるものだとわかってはいるのですが、他にいったいどのように説明すれば私が日常的に目撃している霊的な出来事を説明できるのか、私にはわからないのです。

■クリスチャンも攻撃を受けることがあるのか

この本の序章で、自分の苦痛に満ちた過去とあらゆる傷が入った記憶の袋を背負い、私たちがどのようにして神の国に入ったのかを私は説明しました。その袋はサタンによってデザインされ形作られたもので、私たちを「彼のかたちに」似せて作り上げるためのものです。この本の最後の章で触れますが、サタンは傷ついた人間関係を通してこれを行なってきました。その傷は私たちを苦しめ、私たちがイエスさまに癒やしていた

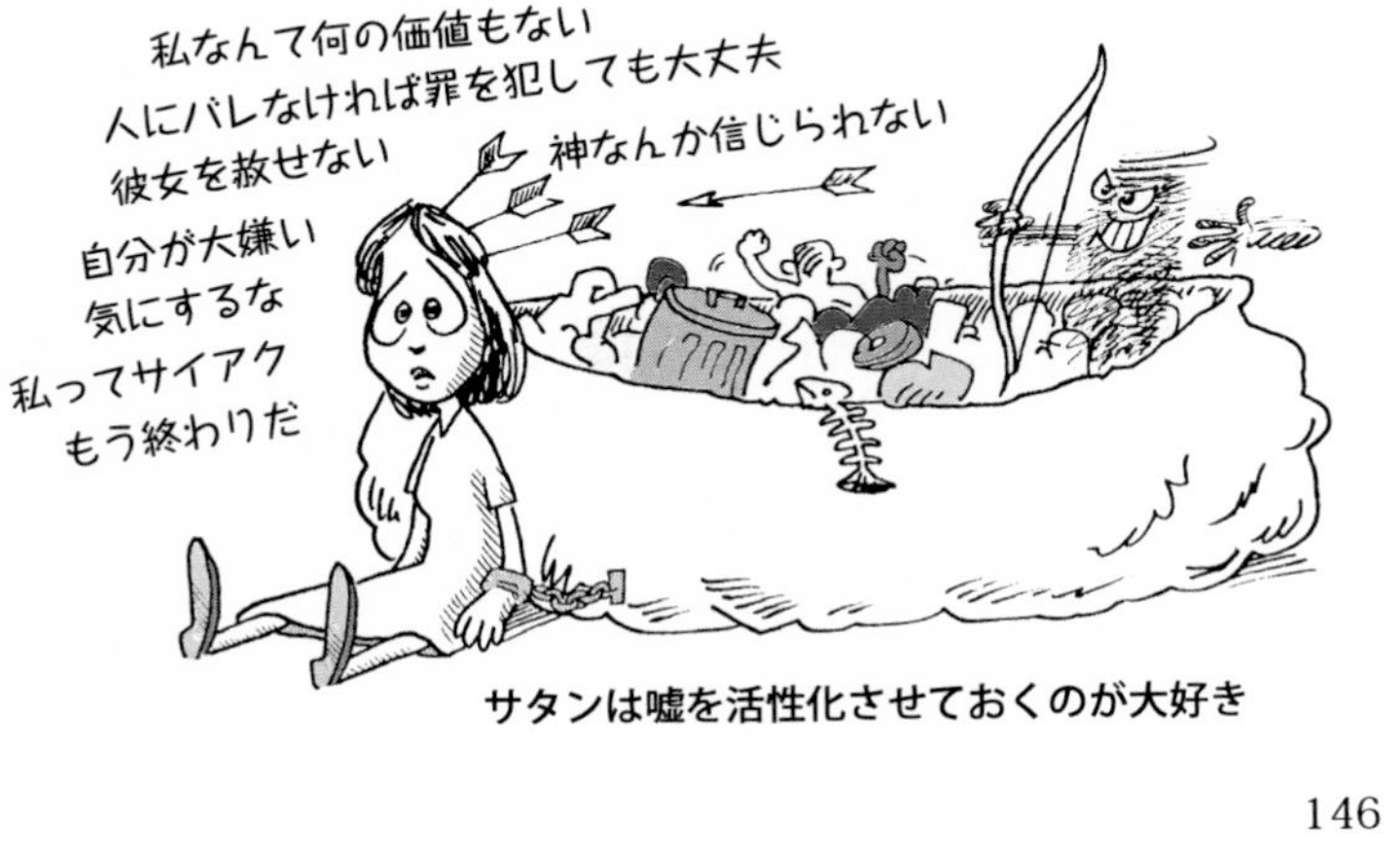

私なんて何の価値もない
人にバレなければ罪を犯しても大丈夫
神なんか信じられない
彼女を赦せない
自分が大嫌い
気にするな
私ってサイアク
もう終わりだ

サタンは嘘を活性化させておくのが大好き

だこうとするまで、ずっと私たちを痛めつけ続ける心の傷痕を刻みつけました。これらの嫌な記憶の中に、その傷を負わせた出来事に基づく嘘をサタンは植えつけてきたのです。私たちはそれを信じ込まされてきました。たとえば、あなたが父親によって失望させられた、または傷つけられたとしましょう。すると、サタンは「男は誰も信用できない」とか「神は父親と似たようなものだ。神だって信用できない」という嘘りを植えつけます。サタンは「もしそう信じ込ませることができたら、神の王国の中にいようがいまいが、人間の行動を支配できる」と知っているのです。彼はエデンの園以来ずっと人間をだましてきたので、人間がどんなに彼の予想どおりに嘘を信じ込んでしまうか、よくわかっています。

サタンがクリスチャンを攻撃する時に最もよくやる方法は、過去の苦痛に満ちた出来事に基づく嘘で、私たちの心を埋め尽くすことです。過去が癒やされないままでいる限り、私たちは嘘で攻撃されやすくなります。人の心と行動を支配する嘘は、無数に存在します。私が出くわしたことのある、クリスチャンの心を責めさいなんでダメージを与える嘘のうち、最もよくあるものがこちらです。

・おまえは何の価値もない、絶望的で変わる資格もない
・誰にもバレなければ罪を犯しても大丈夫だ
・おまえは赦されない、神は絶対におまえを受け入れない、おまえにはもうチャンスがない

・おまえは自分のことだけ考えていればいい、神はおまえの味方というわけではない
・自分の人生を心配し続けろ、ゴールを目指して自分で戦え
・おまえは彼らを赦すことなどできない

■悪霊の配備

嘘を強固にして深刻化させるため、サタンは時々、悪霊を人にあてがって、その人の心の中で嘘が活発に働くようにさせるので、その人たちは精神的・感情的な束縛の中にとどまり続けてしまいます。その嘘はまた、罪深い行為をそそのかすことによって、人々を更に重い束縛の中へ導いていくようデザインされています。これが起こった時、私たちはそれを悪霊の配備と呼びます。その霊が特異的にその人に対し、また、その嘘を継続して強固なものにするためにあてがわれているからです。

人が悪霊の配備を受けやすくなる方法はたくさんあります。悪霊の配備を招いてしまう最も明らかな行為は、オカルトの探求です。前に述べたように、ゲームや儀式、占いや魔術などをすることは、悪霊の配備に対して大きく扉を開くことになります。故意に繰り返す罪や罪深い思考パターンはいずれも、サタンがその罪深い行為や思考に悪霊を配備して強化し、やめられないようにする扉を大きく開いてしまう可能性があります。サタンは罪深い行ないや色情、憤怒、苦々しい思い、無価値感、自殺などのあらゆる否定的な感情の思考パターンを強化するのが大好きです。彼はこれらの考えや行為

を活発にさせ、持続的に脅かしていたいのです。そうすることで、サタンはその人を罪や罪深い思考に引き留めるための砦や鎖を鍛え上げていきます。

私たちを悪霊の影響の鎖の下に引き寄せるもう一つの道筋は、私たちが「世代間の罪、または呪い」と呼んでいるものを通してです。この状況では、先祖の罪がサタンを家族の中に招き入れ、後の世代を攻撃する権利を与えてしまっています。聖書は、出エジプト記二〇章五節でこのように教えています。

「それらを拝んではならない。それらに仕えてはならない。あなたの神、主であるわたしは、ねたむ神、わたしを憎む者には、父の咎を子に報い、三代、四代にまで及ぼし……」。

肉の領域では、両親の罪がいかに子どもたちにも重大な結果をもたらすか見るのは容易なことです。私はいくつか、親の束縛が子どもの束縛を作り出していた劇的な実例を見たことがあります。

ある時、私はあるミニストリーのチームメンバーの一人として、その場にいた十代の子どもの家族のために祈っていました。両親が罪を告白して悔い改めていくのですが、悔い改めを一つすると、両親の悔い改めによって子どもから呪いが引きはがされていくにつれ、その後に子どもの一人が咳をして吐き出そうとし、明らかな悪霊のしるしである行動をとっていくのを見ていました。何が起こっていたのか私にはうまく説明できないのですが、良きにつけ悪しきにつけ、世代間の霊的な束縛があるということがはっきりしたのでした。

クリスチャンになる時、私たちは自分の傷と嘘と、その嘘に張りついている悪霊の入った袋を抱えたまま神の王国に入っていきます。その袋は、心の癒やしのプロセスを通して信者がそれを手放すことを選び取るまでは、信者にくっついたままです。これは、クリスチャンが神の国に居ながらにして、一生の間ずっとその袋に張りついた傷と嘘と悪霊にハラスメントを受けたままで過ごすこともあり得ることを示唆《しさ》しています。神はそれからあなたを救い出したいと願っておられるのに、これは非常に残念な状況です。この本全体の目的は、あなたが心の痛みの袋から解放され、自由に向かって歩み出すのを手助けすることです。

どのようにしてクリスチャンが悪霊による問題に関わることになるのか理解するもう一つの方法は、家を買うプロセスを考えてみることです。決済日に、あなたは全面的な所有権の権利書を手渡されます。その家はすっかりあなたのものですが、あなた仕様に内装がされてすっかり掃除されているでしょうか。いいえ、もちろん違いますね。あなたは引っ越した後、内装と掃除のプロセスを始めるのです。

クリスチャンになる時、イエスさまは私たちの人生の完全な所有権を手にしますが、私たちは傷つき、非常に汚い状態で痛みの袋を……もしかしたら悪霊も一緒に背負って神の国に入るのです。そこで神は私たちを洗い清め、袋の中身を空っぽにするプロセスを始めます。私たちは神とともに働いて、そのプロセスを加速することもできますし、主を無視して心の束縛の中にとどまることを選ぶこともできるのです。

■F夫人のエピソード

F夫人は、海外ミッションにも携わっている、力あるクリスチャンでした。癒やしのカンファレンスの中で、彼女が祈ってもらうために前に出てきた時、私は彼女と顔を合わせました。彼女が言うには、十二年前に交通事故に遭って以来、首と脊椎《せきつい》がずっと痛むのだそうです。また、それとはまったく別に、彼女は自分が悪霊によって苦しめられていることに気づいていました（その時、私は彼女に「悪霊に苦しめられているとどのようにして知ったのか」を訊くことはできませんでした）。

私は、自分にひどい痛みを味わわせている事故の原因となった人々を赦す祈りが、彼女には必要だと感じました。その夜、多くの人が祈ってもらうために待っていたので、私は悪霊の問題にはまったく触れませんでした。彼女が赦しを与える祈りをした後、私がシンプルな癒やしの祈りをしたところ、神の力が彼女の上に届きました。六週間後、彼女は脊椎損傷からすっかり癒やされたことと、悪霊の攻撃が止まったことを手紙で書いてきました。

F夫人は赦しと癒やしの祈りというシンプルな行為によって、慢性的な痛みと悪霊からの攻撃から抜け出すことができました。彼女はフルタイムのミニストリーに仕える優れたクリスチャンでしたが、赦しということについて解決していなかったので、サタンはそれを用いて彼女の心と身体を攻撃していたのです。

■自分が攻撃されていると、どうしたらわかるのか

サタンは無数の方法を用いて人々を攻撃します。経過観察を行なった攻撃のタイプを、私はいくつかの非常に幅広いカテゴリーにグループ分けしてみました。これらのカテゴリーは、人の経験を杓子《しゃくし》定規《じょうぎ》に判断するために使うものではありません。それは特定の問題の原因となっているものは何なのか、その手がかりを私たちに与えてくれるガイドラインのようなものです。

最も低いレベルの攻撃は、私が「すべての信者に対するハラスメント」と呼んでいるものです。これは、この堕落した世界で私たち神に仕える者全員が継続して受けているものです。それは難しい人間関係だったり、健康の問題だったり、時折起こる失望や悩み事などの形をとって現われます。サタンは、あなたの心を自分の否定的で恐れに満ちた思いで満たしたいのです。六カ月に及ぶ説明不能な不眠として現われた、この手の経験を私もしたことがあります。私の友人がその攻撃を見破り、祈りで打ち砕いた後、それはすぐに治りました。またある時は、サタンが私の心を非常に動揺させる嘘と誤解、恐れで満たして脅かそうとしてきました。私たちは皆、このレベルの攻撃に対して目を覚ましていなければなりません。それは自分が戦いの中にいることと、神が私たちに必要な武具をすべて与えてくださるということを常に思い起こすためです。

次のレベルの攻撃は、もともとあなたの性格的にまったくあり得ないような、心をかき乱したりゾッとさせる、吐き気を催すほどの好ましくない考え……あなたが決して自分で選び取ったりしない類のそうした考えで、継続的にあなたの心を満たす悪霊との結びつきがある場合です。このタイプの攻撃がうつ病などの疾患と組み合わせられると、あなたが自分の思考を病のせいでコントロールできないため、その結果は悲惨なものとなります。

これらの思考は、例えそれが頭の中でだけ聞こえるものであっても、声高に叫び続けるような特徴があります。それらはしわがれた低音の男の声の場合があり、あなたが自分で考えごとをしている時の、いつもの「考えごとの声」とは違うと気づきます。その「考えごとの声」が身内の者や友人の声だったりすることはあっても、その言葉の内容はその人の記憶の単なる再生というよりは、未だかつてその人たちの口から聞いたことがないような、好ましくない、初めてのものです。

多くの人が、これらの「考えごとの声」は大抵の場合、批判的で、あざ笑い、馬鹿にして冷笑するもので、「何かの行為を命令さえする」と私に教えてくれました。それらは礼拝説教、友人やセラピストとの会話など、心の中に入ってくるあらゆる良い物事を否定します。その声はずっとあなたに罪を犯すようそそのかしたり、あなたを罪や危険に陥れかねない出来事を思い起こさせたりします。

攻撃の激烈さが増すにつれて、特に夜、眠りに落ちる前に「考えごとの声」は耳で聴きとれるようになり、霊が目に見えるようになってきます。私の患者の中には何人も、霊によって肉体的な暴行さえ加えられた人たちがいましたが、頭がおかしいと思われることを恐れて誰にもそのことを言えずにいました。彼らは皆、私が特にそうした出来事について尋ねたのに、病院に放り込まれなかったことを非常に驚いていました。こうした出来事は珍しいことではありませんが、私たちの社会では容易に話し合えることではありません。開発途上国では、これらは日常茶飯事なのです。

あなたが医学の訓練を受けたなら、ここまでの文章で書かれていたような悪霊のハラスメントの症状と、精神病質思考や統合失調症の視覚的・聴覚的妄想とに、著しい重複があることにすぐに気づいたと思います。誰かが精神病の発症期にある時、彼らの症状が医学的・霊的にどの程度のところにいるのかを見分けることはできないと、私は個人的に感じています。こうした状況では、私はまずその人たちに緊急の投薬治療を施し、精神病の発症を解決してから彼らの思考がどうだったのかを診るようにしています。先ほど列記した悪霊の攻撃は、他の精神疾患の兆候が見られない人への診断にのみ有用です。言い換えれば、もし誰かが完全に正気であるのに、霊からの声を聞いているならば、「それは悪霊の攻撃の疑いがある」と強く感じます。

私が「憑依《ひょうい》」という言葉を一度も使っていないことに、皆さんはお気づきでしょう。憑依という言葉は、所有権を暗示しています。クリスチャンとして、私たちの所有権は神にあります。サタンはそれを変えることはできません。彼は私たちを様々な角度で悩ますことができるだけです。

■あなたは自由になれる！

「私たちは肉にあって歩んではいても、肉に従って戦ってはいません。私たちの戦いの武器は、肉の物ではなく、神のみまえで、要塞をも破るほどに力のあるものです。私たちは、さまざまの思弁と、神の知識に逆らって立つあらゆる高ぶりを打ち砕き、すべてのはかりごとをとりこにしてキリストに服従させ……」（第二コリント一〇章三～五節）

イエスの死と復活を通して、サタンは武装解除され、私たちは彼が巻きつけた鎖を壊して自由になることができます。悔い改めと赦しを通して、私たちは霊的な武具を立て直すことができ、サタンが私たちに嫌がらせをしていた法的根拠を取り除いて自由になれます。このプロセスは特に、ニール・アンダーソン氏の著書〝The Bondage Breaker〟（邦題『鎖を解き放つ主』）で明確に書き表わされています。

神に「私を自由にしてください」と祈り求めるよう、私はあなたにお勧めします。クリスチャンのカウンセラーを探し、祈祷会に参加し、必要なら医師のもとを訪ねてください。自由を見出すために乗り出すのです。この本をあなたが読んでいるという事実が意味しているのは、「自分の人生が変わるのを見たい」とあなたが思っているということです。神さまだって同じです！　あなたの心を開いて、神にあなたを変えてもらってください。

サタンを頭から追い出すには、自分の霊的な武具を知る必要があります。私たちはキリスト教の最高機密を学ばなければなりません。この先も読んでください！

【第三章】　キリスト教の最高機密

「私たちの戦いの武器は、肉の物ではなく、神のみまえで、要塞をも破るほどに力のあるものです」（第二コリント一〇章四節）

何年も前、私は一人の女性と彼女の病室で面談していました。彼女は重いうつ病で、投薬治療も功を奏しませんでした。私が彼女の考えていることを尋ねていると、彼女は突然どんよりした様相を呈《てい》し、もはや私の声を聞くことができないのだとわかりました。彼女はどこか遠くを凝視している間、自分の頭の中で凍りついていているようでした。しばらくの後、彼女は機械的で不自然な声で「彼女に構うな。こいつは俺たちのものだ！」と言ったのです。この話は後で最後まで話しますが、私が言いたいのは、確かにその瞬間、霊的権威についての私の関心が劇的に高まったということです。

前の章で、いかに私が生涯を通してサタンの活動に気づいていなかったかということをご説明しました。私は霊的権威のことなど何一つ知らなかったのです。それが必要なようには思えなかったし、教会でもそんなことについて聞いたことはありませんでした。他の多くの人と同様に、「霊的権威などというものは開発途上国にいる宣教師たちのためのものだ」と私は思い込んでいたのです。先ほどの経験と、それ以降の数多くの似通った経験の後で、自分たち自身がどう感じていようと、すべての信徒たちがサタンに対して持っている権威こそ、キリスト教の最高機密なのだと私は知りました。

マタイの福音書二八章一八〜一九節で、イエスはこう命じています。「わたしには天においても、地においても、いっさいの権威が与えられています。それゆえ、あなたがたは行って、あらゆる国の人々を弟子としなさい。そして、父、子、聖霊の御名によってバプテスマを授け……」。ここに、イエスの権威の広がりと、この権威に世界の福音化のプロセスが基盤を置いていることがわかります。この権威は疑いもなく、すべての信徒が神の国を拡大するために使うべきものなのです。

■何の権威について言っているのか

私はディーン・シャーマン氏の素晴らしい著書『霊的戦い』を読むまでは、信徒の持つ権威をまったく理解できていませんでした。ここからの私の説明は、その本から学んだことです。あなたもぜひシャーマン氏の著書をご自分で読むことをお勧めします。彼の著書が、こうした複雑な課題を明確に説明してくれているからです。彼の著書は巻末の参考文献でご紹介しておきます。

サタンが天の中庭にいる天使だった時、彼は神をねたむようになり、こう言いました。

「(私は)いと高き方のようになろう」(イザヤ一四章一四節)

彼はさらなる力と権威を手に入れたかったのです。反逆の結果として、彼は何の権威もなく地に落とされました。

人が創造された時、神はご自分の権威のごく一部を永続的に人に付与したので、人は地を治めることができるようになりました(詩篇八篇六節)。この限定的な権威は人が神に従う限り、彼のものでした。それは条件つきのものだったのです。また、人には自由意思が与えられたので、彼は神に従うかどうか、自分で決めることができました。

サタンがこの新しい被造物を見た時、彼はこの人間が自分よりも権威を持っているということに気づきました。彼はまた、人が神に従うことを選び取る限りにおいてのみ、その権威を持つということも悟ったのです。サタンはその権威を盗み取るため、神に背くよう人を説得して彼の資格を取り上げる機会を見つけました。何が起こったかというと、言うまでもなく、これです。サタンは偽りを信じさせ、罪を犯すよう人を説得しました。すると権威は失われ、サタンは霊的に合法的な取り引きで、まるでヤコブがエサウの長子の権利を盗んだようにして、それを盗み取ったのです。サタンは巨大な戦利品を勝ち取りました。彼はこれで神に反撃し、人を攻撃して被造物を破壊することができます。彼は今や、被造物と人を支配する権威を持つようになりました。

この盗まれた権威は人に対してだけで、サタンが自分のやりたいことをやらせるためにコントロールしている人々を通して働かせることができるものです。人が反逆と罪にとどまることを選んで、サタンの王国にとどまっている間だけ、彼は人を支配する権威を持っています。言い方を変えれば、人は神から離れて生きることを選んでいる間のみ、サタンの権威の下にとどまるのです。人はサタンがその考えや行動を支配している限りにおいて、サタンの権威の道具にされています。だからこそ、人がカウンセリングや投薬治療によって思考コントロールを回復しようとすることを、サタンは精力的に妨げるのです。ということは、人が罪と反逆を悔い改めることを選び、神の王国へ帰ることを選ぶ時、サタンがその権威を失うということは明白です。

アダムがエデンの園を追放される時、神はサタンにこう言いました。

「わたしは、おまえと女の間に、また、おまえの子孫と女の子孫との間に、敵意を置く。彼は、おまえの頭を踏み砕き、おまえは、彼のかかとにかみつく」(創世記三章一五節)

これが意味するのは、一人の人が来て、「サタンの頭を踏み砕き」、彼を打ち負かすということです。するとサタンは全神経を「人類を破壊すること」に向け、この「一人の人」が決して生まれてこないようにしようとしました。彼はほぼ全人類を堕落させ、神が洪水を起こしてすべてを滅ぼそうとするところまでは成功しますが、ノアの家族だけは残りました。神の計画は、何があっても邪魔されることはなかったのです。

それから数世代後、神がアブラハムに彼の子孫が全人類の祝福となる約束をしたことをサタンは聞きつけます（創世記二二章一八節）。これによりサタンは、自分が恐れている人間は、イスラエルの国民から出てくることを悟りました。すると、その攻撃は戦争や倫理的堕落、偶像崇拝によってイスラエルに照準を合わせるようになりました。サタンは物理的にイスラエルを破壊し、霊的に反逆の中に束縛しようとしたのです。しかしながら、神の計画が邪魔されることはありませんでした。

また幾世代も過ぎ、天にイエスの降誕が告げ知らされ、サタンは、ついにその人が現われたことを知りました。すると彼は赤子の大虐殺を企てて、イエスを殺そうとします。しかし、神の計画が邪魔されることはありませんでした。

サタンはアダムの時にうまくいったのと同じ罠を使ってイエスを攻撃しようとしました。彼はイエスに嘘を信じ込ませ、罪を犯すよう誘惑したのです。そうすればイエスを自分の権威の下に置くことができ、脅威を取り除くことができます。サタンはアダムから盗んだ自分の権威の一部さえ、イエスに差し出しました。しかし、イエスをその使命から引き離すことはできず、神の計画が邪魔されることはありませんでした。

イエスは、そのミニストリーを通して、すべての誘惑や殺害の企みを切り抜けました。時が来ると、彼は自らご自分をサタンに差し出して辱《はずかし》めを受け、責め苦を受けて、殺されてしまいました。サタンは当然のことながら、復讐の憤怒をイエスに向かってぶちまけて、ついに勝利したと思ったのです。イエスが死んだ後、サタンはイエスが自分の王国に入ってきた時に、一大異変を経験しました。

「神は、キリストにおいて、すべての支配と権威の武装を解除してさらしものとし、彼らを捕虜として凱旋の行列に加えられました」（コロサイ二章一五節）。

イエスはサタンを武装解除し、サタンが人から盗んだ権威の鍵を取り戻しました。

「（わたしは）生きている者である。わたしは死んだが、見よ、いつまでも生きている。また、死とハデスとの鍵を持っている」（黙示録一章一八節）。

自らを失格者とした罪深い一人の人によって失われていた権威は、完全にサタンに勝利して資格を得た罪なき一人の人によって、勝ち取られ、取り戻されたのです。イエスはその権威の鍵を、マタイ一六章一九節に書かれているように、人に手渡しました。

「わたしは、あなたに天国の鍵を上げます。何でもあなたが地上でつなぐなら、それは天においてもつながれており、あなたが地上で解くなら、それは天においても解かれています」。

この権威は、今や神の王国に属するすべての信徒が使うことができます。私たちがサタンの王国を離れた時、彼は私たちに対するあらゆる権威を失い、私たちはキリストにある自由を手に入れました。サタンはもちろん、このことを私たちに知られたくないので、どんなところにでも出かけて行って、私たちがこの権威について知ることや、権威を行使することを妨害しようとしているのです。

■それなのになぜ、世界はいまだにこんなにもメチャクチャなのか

人は、キリストの王国に在《あ》る場合のみ、サタンを上回る権威を持っています。サタンは依然として自分の王国にいる人々、つまり神に対する反逆と罪の内にとどまることを選んだ者たちに対して権威を持っています。人が悔い改めを通して神の国に入った時に、サタンはその人への権威を失うのです。霊的な闇にとどまる人の数が不足することはないので、サタンは自分が支配している人々を通して地上に大惨事をもたらし続けます。サタンは人々の考えや決断を支配することで、あらゆる社会の階層や組織に潜入しています。信徒が互いに攻撃し合う原因となる、真理をねじ曲げる宗教の霊をサタンは非常に効果的に使い、教会に潜入します。彼は常に嘘や恐れ、脅しなどのお気に入りの武器を用いてクリスチャンたちを攻撃し、神の権威に挑戦しています。この方法によって、彼はクリスチャンたちが自分に立ち向かうことから後退するように仕向け、自分の権威を立て直そうとしているのです。私たちが自分に与えられている権威に気づかない、または自分が攻撃を受けていることを知らずにいれば、容易に打ち負かされてしまうでしょう。

サタンは私たちを目が見えず、麻痺して混乱している状態のままにしておきたいのです。そうすれば私たちは自分の持つ権威を彼に対して振るうことがないですし、自分がキリストにあってどういう者なのかを悟ることもないからです。クリスチャンを麻痺させる最も効果的な方法は、彼らの古い性質と習慣を増大させることです。そうすれば私たちの過去の出来事と嘘がキリストにある私たちの新しい性質から私たちの気を逸らせ、抑圧し、支配することができるからです。これは、私たちの心と感情のための戦いです。サタンは心の束縛の鎖の中にある三つの環を実にうまく操ります。彼はうつ病や悪霊との関わり、過去からくる心の傷などを増大させれば、私たちが信仰と権威によって前進するのを妨げることができると知っているのです。だからこそ、私たちの心を束縛する鎖の三つの環を打ち破ることがこんなにも重要なのです。そうすれば、それらはもう私たちに対して使われることはなくなるからです。

自分の持っている権威を知らず、使うこともないクリスチャンは、自分の知らない口座に何億円も入っていることを知らない物乞《ものご》いのようです。こうした不利益な立場に置かれている信徒は、実は神の無制限のあらゆる資産を使うことができるのに、霊的な貧困の中で暮らしているのです。サタンは、私たちの注意をこの権威から逸らすことができれば、私たちがそれを使うことはないと知っています。

■どうやってその権威を使うのか

ほとんどのクリスチャンは、自分が目に見えない戦いの中にいるということに気づいていません。他の教会やクリスチャン同士で争う代わりに、クリスチャンがサタンの王国を押し戻すための生きるか死ぬかの戦いに気づくべき時が来ています。

この戦いを理解するには、まず私たちは、目に見えない霊的な領域が、触れたり見たりすることのできるこの世界よりももっとリアルに存在しているということに気づく必要があります。目に見える世界は一時的なものであり、霊の世界は永久に存在するものです。私たちの肉体は、私たちが永遠の世界での生活を始める前の、ほんの短い間の霊の容《い》れ物です。いま、私たちの周りを取り巻いているものたちは、最後には消え去ります。人類の地上での存在は、私たちにとっては重要なものであったとしても、永遠という時間軸のうちの一瞬の瞬《また》きにすぎません。最終的には、今ある全存在の中で残るものは、霊的な領域に存在する私たちの霊だけなのです。光と闇の王国の間に、人類の霊を巡る、目に見えない戦いがあります。この戦いの結末は、人類のたましいの永遠の運命を決定づけるものとなります。その賭け金は、これ以上ないほど高額なのです。

人類はこの戦いの基本的な道具であり、賞品はその霊です。サタンは自分の権威を振るうために人を使い、私たちを破壊するという目的を完遂して私たちの霊をとりこにし、神の計画に逆らいます。神は人間を用いてサタンの王国を押し戻し、同時に命を取り戻させます。

「神は、私たちを暗やみの圧制から救い出して、愛する御子のご支配の中に移してくださいました」（コロサイ一章一三節）

私たちが神の王国に入る時、サタンは私たちに対する権威を失います。私たちはその時、事実、彼の悪霊に対する権威を与えられ、彼らは私たちに従わなければならなくなるのです！　私たちは戦いの主役であって、中立でいることなどできません。自分が望もうが望むまいが、私たちは戦いのただ中にいるのです。

自分たちの戦いが人に対してではなく、サタンの王国に対するものだと悟ることは、まさにきわどいことです。エペソ人への手紙六章一二節ではこう書かれています。

「私たちの格闘は血肉に対するものではなく、主権、力、この暗やみの世界の支配者たち、また、天にいるもろもろの悪霊に対するものです」

私たちは決して人間と戦うべきではなく、人に悪い行動をとらせる悪《あ》しき力に対してのみです。私たちの権威は人に対するものではなく、サタンの王国に対するものです。人をコントロールすることや人より優位に立つために、その権威を使ってはなりません。この権威は私たちに法的権利を与え、失われた人々を取り戻すためにこの地上で神のみこころを行なう力を、聖霊が与えてくださいます。この戦いを成功裡に行なうために必要なすべての力と道具を私たちは持っています。エペソ人への手紙二章六節にこうあります。

「キリスト・イエスにおいて、ともによみがえらせ、ともに天の所にすわらせてくださいました」

私たちがよみがえらされ、キリストとともに座っているというからには、私たちは彼のよみがえりの権威と力を分け与えられているということを意味しています。これ以上、何が必要だというのでしょう！

戦いは私たちの頭上で、目に見えない世界で起こっています。そしてそこに私たちはとどまらなければなりません。私たちが人々と戦うなら、すぐにサタンが勝利します。彼との現実の戦いから私たちの目をそらすため、彼は私たちを人との戦いにおびき寄せたいのです。彼らはサタンに支配されたただの被害者であり、駒なのです。私たちは人と戦うことで彼の王国を傷つけることなど決してできません。

■権威を乱用してはいけない

そうです、私たちは権威を持っています。しかしそれは限定的であって、私たちはその制限内にとどまる方法を知る必要があります。神の王国にもサタンの王国にも、権威の構造があります。私たちは、天使や天使長、その他の天上の存在がいることを知っています。サタンの王国には、権威のレベルが異なる悪霊や縄張りを持つ霊がいます。

私たちの個人的な権威は、対人レベルで攻撃してくる悪霊に対するものです。それは上層の悪霊の権威に対するものではありません。正しいレベルのみにその権威をふるうことが重要です。ユダの手紙一章八節には、自分の権威の内にとどまることがいかに重要か書かれています。天使長ミカエルでさえ、サタンをそしる権威を持っていませんでした。

私たちはサタンの王国のすべてのレベルに対する権威を持っているのではなく、サタン自身に対しても持ってはいません。ただイエスお一人だけが、これらすべての上に権威を持っておられます。私たちは自分の権威の外にある力に対して祈りに行ってはなりません。もしそんなことをすれば、深刻な結果になり得ます。自分の権威がどこまでなのかはっきりしない場合は、それをイエスさまにお任せするよう祈る必要があります。彼はすべての権威を持っておられるのですから。

この複雑な課題は、ジョン・ポール・ジャクソン氏の著書“Needless Casualties of War”(邦題『戦いの不必要な犠牲者』)の中で明確に説明されています。この本を読んで、私は目から鱗が落ちるほどの衝撃を受けました。もし特にあなたが祈りのとりなし手なら、私はこの本を強くお勧めします。この本も巻末の参考文献に含めておきます。

■私たちの武器とは何か

戦いへの鍵は、私たち一人ひとりと人類への神の愛を見出し、経験することです。私たちが神との親密な父と子の関係にあるならば、失われた人類と私たちへの神の心をそこかしこに感じることは、決して難しくありません。神の心に近づけば近づくほど、神の愛と力、権威を私たちは経験することになります。私たちは、神が私たちの思いと存在を満たしてくれるところ、つまりサタンが取るに足りない刺激物になり果てるところへたどり着かなければなりません。オカルトの世界の悪習をすべて知り尽くすことよりも、神を知ることの方がはるかに重要で効果的なことなのです。

神を信じる者として、この戦いに必要なすべての武器は私たちに与えられています。第二コリント一〇章四節にこう書かれています。

「私たちの戦いの武器は、肉の物ではなく、神のみまえで、要塞をも破るほどに力のあるものです」

では、これらの武器とは何でしょうか。

非常に力ある武器の一つは、礼拝です。すべての権威を持っておられる神の臨在《りんざい》の前に私たちが出ていく時、礼拝を通してもたらされます。礼拝で、私たちは自分と他者に対する神の愛を感じます。サタンは礼拝を忌み嫌います。礼拝者からは、彼は逃げ去っていきます。クリスチャンにとって、礼拝すること以上に用いやすい武器など他にあるでしょうか。

もう一つの武器は、真理であってサタンの嘘の力を打ち砕く「神のことば」です。サタンは真理を忌み嫌い、それから逃げていきます。そして私たちは権威をもたらすキリストの血と彼の御名を持っています。キリストの血には権威があり、悪霊たちに恐れを起こさせます。

私たちが罪に背を向ける時、悔い改めは悪霊たちを武装解除させる武器となります。赦しは悪霊たちを激怒させます。彼らがもはや私たちを苦々しい怒りの中にとどめておけなくなるからです。他の人たちを祝福することで、聖霊がその人を暗闇から引き戻す力を解き放つことができます。感謝は強欲と怨嗟《えんさ》をブロックします。愛は悪霊の忌避剤です。彼らは愛し合う人々の周りにいることが耐えられません。これらの武器は複雑なことではないのに、とても力があります。始終用いるようにしましょう。

私たちの権威の背後にあるのは、聖霊の力です。聖霊は私たちが祈る時、出て行って神のみこころを実行されます。祈りは、地上をコントロールするサタンの計画を退けるための、最も強力で効果的な力なのです。サタンはすでに敗北しており、彼もそれを知っています。しかしながら、彼は私たちが神の力と権威で自分を退けるまでは、一歩も引こうとしないのです。

私たちは、この戦いをするための圧倒的な武力を有しています。私たちの権威は、私たちがどう思うかにかかわらず、法的な現実性を持っています。これはすべての信者が持っている権利です。サタンは私たちの権威を知っているので、私たちがその武器を使う時、逃げ去るのです。私たちは霊的な権威を用いるにあたり、フルタイムの聖職者や福音伝道者、宗教的スーパースターである必要はありません。ルカの福音書一〇章で、イエスはその権威を行使させるため、七十人の信者を遣わしました。彼らが戻って来た時、彼らはこう言いました。「主よ、あなたの御名を使うと、悪霊どもでさえ、私たちに服従します」。私たちは、その七十人の名前さえ知りません。彼らは、イエスの言ったことをそのまま信じただけの、ごく普通の人々です。私たちにも同じ結果が得られるのです！　覚えておいてください。自分たちの持つ力と権威を知っている信徒みんなに、悪霊は脅かされているのです。

■祝福と呪い

聖書は私たちに、目に見えない霊の世界はありのままの世界よりも更に現実的であると教えています。霊の世界では、私たちの日常生活に影響を与える力が働いています。これらの力とは、祝福と呪いです。

祝福は、私たちの生活に良いものをもたらす霊的な力です。それらは神のみこころを行なうための神の力を解放し、私たちを神の肯定的な思いで満たします。すると私たちは希望と楽観的な考え方、平安とともに生き、そしてやることすべてにおいて、神の臨在を感じることができます。

呪いは、私たちの頭を覆い尽くす天蓋のように、祝福を遮断してしまいます。それらは私たちを欺き、くじけさせ、罪を犯させるように誘う陰うつな思いを私たちの心に注ぎ込みます。まるで私たちの腕と足に重い鎖を巻きつけて、逃げられないようにしているかのようです。それは失敗と失望の重苦しい感覚をもたらします。私たちが呪いの下にいる時、人生は苦しみに満ちたものとなりますが、どうしてそうなっているのか、私たちにはわからないのです。

祝福と呪いは、ずっと昔、世代を超えて始まっていた可能性があります。前の世代に源を発する力が、良しにつけ悪しきにつけ、私たちの現在の生活にも効力を持っているのです。世代を超えて受け継いできた呪いが罪への圧力を生み出し、罪に負けた時、その結果に私たちは苦しむだけですが、その呪いは私たちのものとなり、次の世代へと受け継がれていきます。

呪いには、三つの出どころがあります。一つ目は、神の戒めを破ることによってくる自動的な呪いです。申命記二八章では、神に従うことによって与えられる祝福と、罪と反逆によってもたらされる呪いとについて、詳細に説明されています。

二つ目は、私たちに敵対して語られた、他者の言葉からくる呪いです。言葉の持つ霊的な力は、誰がそれを口にしたか、私たちの人生の中で、何の権威を彼らが持っていたかによって決まります。父親は最も強い権威を持っているので、彼らの言葉は祝福するにしろ呪うにしろ、子どもが何歳であっても、強い力を持っています。夫は妻に対する権威を持っているので、彼らの言葉には重みがあります。「おまえは絶対に」とか「あなたはいつだって」などの言葉を使ったり聞いたりする時は、気をつけてください。それらは誰が言ったのかによって、祝福や呪いの霊的な力をもたらします。ゴシップ（うわさ話、陰口）もまた、呪いとなり得ます。

物質的なものも、それに対して語られた言葉による呪いをもたらすことがあります。外国からのお土産（たとえば偶像の彫刻やお守りなど）を持ち込むことには、気をつけてください。それらは呪いを運んでいるかもしれません。私は呪いを生み出すお土産を持っていたことで、何度かひどく悩まされたことがあります。

三つ目の呪いの出どころは、自分自身に向かって私たちが投げかけた否定的な言葉です。私たちは皆、それをやっています。私たちは始終自分のやってきたことや状況に鬱憤《うっぷん》がたまったり怒ったりして、自分自身に向かって否定的な宣告をしてしまうことがあります。「私は何をやってももうまくいかない」とか、「私は絶対に成功しないんだ」などといった言葉は、すべて「自らを呪う言葉」です。ある組織に加わるために、「もし、それを破ったら呪われる」というような誓約をしなければならないような場合があります。そういうグループは避けてください！

■祈りましょう

世代を超えたものなどを含む、多くの潜在的な呪いの出どころがあると同時に、私たちは自分が呪いの下にあるかどうかを知る方法を持っていません。良い知らせは、「私たちはそれを知る必要がない」ということです。イエスは、私たちを罪とあらゆる呪いから救い出してくださいました。私たちはただ、それを打ち砕くために主の力を用いるだけです。あなたは呪いを打ち砕いて祝福を解放するこの祈りに加わることで、それをすることができます。

天の父なる神さま、私は今、あなたのみまえにまいりました。私を呪いから贖い出してくださったことに感謝いたします。あなたが死んだ時、あなたは私を罪の報いから解放してくださいました。聖霊さまが今ここにいてくださって、私の鎖を打ち壊し、私を自由にしてくださって、本当にありがとうございます。

私は自分の罪を通して、知らず知らずのうちに自分の身に呪いを招いていたことを知りました。今、私に語りかけてくださり、私の罪が招き入れた呪いを見せてください。

そうすれば、悔い改めることができますから。

まだ悔い改めていないような、私が参加してしまっていたオカルトの活動があるなら、どうぞ示してください。

私の家に、何かしらの壊すべき呪われたものがありますか?

あなたが今、見せてくださった罪を、私は悔い改めます。

私の先祖たちが、家族に呪いを招いていた罪を犯していたことを告白します。

私は自分の家族の罪過を知りました。家族に代わって悔い改めます。

私は同じ罪を繰り返していたことを悔い改めます。

今、これらの罪に背を向けることを選びます。

私は今、自分の家族と、家族にあてがわれていた呪いとの間にあなたの十字架を置きます。

今、私の家系を罪と呪いから洗いきよめてください。

今、私の家族の上に、呪いに代えて祝福を解放してください。

私は自分を呪っていたことを悔い改めます。

自分自身に敵対して語っていた言葉から、私自身を解放します。

また、他の人たちを呪ったことを悔い改めます。

今、私は彼らを祝福することを選び取ります。

私が彼らに敵対して語った言葉から、どうぞ彼らを解放してください。

私は他の人が語った言葉によって呪われてきました。
今、彼らを赦します。私に敵対して語られた言葉の呪いから、解放してください。
今、私と自分に向けられているすべての呪いとの間にあなたの十字架を置きます。
今、これらの呪いによって差し押さえられていたすべての祝福を、私は受け取ります。
これらの祈りを、イエスの御名によってお祈りします。アーメン。

■実践しよう

多くのクリスチャンは、この章で私が書いたすべてのことについて知的に認めるかもしれません。しかし、それらは実生活の中では何の権威も力も発揮することはできません。彼らは敗北の生活を送り、自分たちの考えに対するサタンの影響に振り回されています。私たちの持つ権威について頭だけの知識があるだけでは不十分です。それが私たちのライフスタイルにならなければいけません。前にもご説明したとおり、私が若いころには暗闇の王国についても、自分が持っている権威についても、何ひとつ知りませんでした。悪霊たちが私を恐れたゆえに「声」が止まったあの日のことは、まったくの驚きとショックでした。何にしろ、それが私の自分にある権威を知るための旅の始まりだったのです。

あの経験から間もなく、この章の初めに触れたように、私が病室で一人の女性に話しかけていた際、彼女から声がして「彼女に構うな。こいつは俺たちのものだ！」と言いました。そうと気づくのに大した識別力も必要ないほどで、私はもはや患者に話しかけているのではありませんでした。私を直接的に威圧するため、邪悪で超常的な力が彼女を脇に押しのけていたのです。正直なところ、その時はとても効果がありました。

これが、悪霊との初めての遭遇でした。請《う》け合いますが、私は自分に何の権威も感じませんでした。私は恐怖と威圧に飲み込まれ、全身鳥肌状態だったのです。さあ、どうしたらいい？　私は自分が病院の有資格の医師であると同時に、緊急時の対処方法の訓練も受けているのだということを思い起こしました。私はその施設で全職員に緊急時の行動を指示する権威を持っていたのです。これは明らかに緊急事態ですが、未だかつて私が取り扱い訓練を受けたことのないものでした。すぐに来てくれるだろう看護師の助けを呼ぶことも考えました。この状況をどんな風に彼らに説明できるだろうか。私は精神病理医師の助力を得ることも考えました。しかし、彼もまたこんな訓練を受けていないことはわかっていました。私が一人、この異様な声への恐怖に圧倒されて座っている間も、時間は刻々と過ぎていきます。何が起こるんだ？　家具が空中を飛び回り始めるのか？　もし誰かが部屋に入ってきたらどうしよう？　これは私にとって史上最悪で、しかも最も長く感じた時間でした。

そこで私は、「これは霊的にしか解決できないし、誰もここに呼ぶことはできないのだ」という結論を下しました。私が知る限りでは、当時の私の牧師でもこうした分野の経験はありませんでした（彼はこの手のことについて口にしたことは一度もなかったのです)。そこにはただ、私と神と、その声しかいませんでした。私は急いで自分の人生における教会生活を顧み、悪霊への対処について学んだことをすべて思い出そうとしました。これは長くはかかりませんでした。奴らは宣教地にいるということ以外、私が悪霊について学んだことは何一つなかったのです。こいつはどうやってカナダにたどり着いたのだろう。そしてなぜ、こんな小さな町に?と、私は不思議に思いました。絶望的な気持ちになりながら、忠実に教会に出席した年月の中で、もらったことのある皆勤賞以上に価値のある何かがなかったかと、私は教会学校で学んだことを何もかも思い返してみました。

するとと頭の中に、イエスがこうした状況を取り扱ったという記憶がはじかれたように飛び出してきたのです。希望に満たされて、私は急いでその出来事と、イエスがどうやって問題を解決したかを思い起こしました。しかし私の新発見した楽観主義と自信は、「自分にはイエスがやったようには絶対にできない」と悟った時、瞬時に消え去りました。こんな短時間に、あんなにたくさんの豚をどこから見つけてくればいいんだろう?

私の人生の最も長い数分間の後、激しく動悸を打つ心臓と総毛立った状態のまま、私はイエスの名に関して、何か力があるとか言われていたことについて思い出しました。確か宣教師がスライドを使って説明していた時に、そのことに触れていたような気がします。それが私の持っているたった一つの武器だったので、私はそれを使う決心をしました。あるかなきかの自信を振り絞って、私はその声に向かって、「イエスの御名によって、おまえに命じる。黙れ！」と言いました。いやはや、相手は「バカバカしい」と思ったのでしょう。そいつは「おまえには自分に何かを命じる権利などない」と答え、従おうとしませんでした。

物事は思った通りにはいかないもので、私の自信は最低ラインを更新し、「やっぱり豚はいい考えなのではないか」などと考えたりもしました。私はたった一つの武器に銃弾を一つしか持っていなかったので、別の反撃を試してみることができなかったのです。私は賢くも、奴がそこに居座る権利について、その声と議論する機会を辞退しました。議論を始めることで、自分の無能加減を更にひどく披露したくはなかったのです。

私は自分の持っている武器に立ち返り、ゆっくりと、何度も何度も先ほどの命令を続けました。人生の内で最も長く感じた九〇秒の後、その声は「わかったわかった、俺たちは出て行くよ」と言いました。その瞬間、患者さんはまたてきぱきとした様子になって「いったい何があったんですか？」と訊いてきました。彼女はその出来事に何も気づいていなかったのです。私はもちろん、完全に疲れ果てて、精神的に消耗してしまっていました。その時の私は、彼女よりもずっと医師を要する状態だったのではないかと思うほどです。彼女は、何が起こったのか理解できました。それからニール・アンダーソン氏の著書『鎖を解き放つ主』の助けを借り、数カ月の治療の後に彼女は解放されて、今も悪霊の攻撃から無縁の状態で過ごしています。

私の短時間の対決の間、目に見えない世界で何が起こっていたとあなたは思いますか？　もちろん私にもわかりませんが、恐らくはこういうことだったのではないかと思うのです。信徒として自分が持っている権威について、私があまりにもわずかなことしか知らないことに悪霊は気づき、私を怖がらせて遠ざけようとした。まるで私は、背中に核兵器（使ったことのない権威）を背負って怖がっているボーイスカウトの少年のように見えていたことでしょう。

その武器が私の背中にある限り、何の脅威でもないことを彼らは知っていました。その対決の間、イエスがご自分の名を使うよう私の思考を導き、その武器はゆっくりと私の背中から外れ落ちて、私の手の中に納まったのです。私がその核兵器をどっちに向けたらいいかわからず、どこに引き金があるのかも知らないで不器用にいじくり回し始めるにつれて、彼らがどんなにピリピリするようになっていったか、私には何となく想像がつきます。自分のしていることをよくわかりもせず、私が引き金に触れるようになるのを見て、彼らは勇敢で威圧的な表情を顔に貼りつけました。その引き金がついに引かれると、イエスの御名の権威が解き放たれ、天使の軍勢が出動して、悪霊たちは退却せざるを得なくなったのです。

見える、見えないに限らず、その部屋にいた誰よりも私が驚いていました。私には何の経験もなかったし、そんな力ある武器を使う自信もなかったのに、イエスの御名と血潮の権威が働いたのです。私たちの自信がどうであるかにかかわらず、私たちは皆、その権威を使う精鋭の戦士になることができます。

■権威への鍵

権威にあって歩むために求められる人格の変容には、三つの鍵があります。一つ目の鍵は、あなたはイエスを自分の人生の主としたクリスチャンでなければならないということです。サタンの権威から逃れるためには、神の国の中にいなければなりません。もしあなたがまだイエスを心の中にお迎えしておらず、あなたの罪に満ちた反逆の過去への赦しを求めていなかったならば、たった今、そうすることを私はお勧めします。この本に書かれていることはすべて、あなたが信仰者であるという前提に基づいています。あなたがこの鍵を最初の一歩として手にしていなければ、私が書き記した心の解放のうち、何一つとして経験することはできないでしょう。

二つ目の権威への鍵は、あなたが関わっているすべての罪を悔い改めることです。あなたが隠れた罪と関わりを持っているならば、あなたは権威を行使することはできません。あなたの罪がサタンにあなたの人生の中の足がかりを与え、攻撃する法的根拠を与えます。あなたの人生の中にやめられない恥ずべき行ないや打ち破れない習慣などの暗黒の領域が存在していた場合、あなたはそれを神のもとへ持って行き、その行ないを悔い改める必要があります。あなたは今日、悔い改めを通して自由にされることができます。

三つ目の鍵は、赦しです。あなたが誰かを赦せずにいる限り、苦々しい思いや怨嗟の炎へ燃料を注《つ》ぎ足す許可をサタンに与えてしまいます。これもまた、あなたを攻撃し、鎖でつなぐ法的権利をサタンに与えることになります。あなたは自分を傷つけた誰かを赦すことを志さなければなりません。もちろん、それは彼らが受ける資格のない贈り物です。しかしあなたは神に赦されたのであって、あなたもその赦しを受ける資格がなかったのです。彼らを赦すことによって、あなたは苦々しい思いから自由になることができます。あなたは自分の自由のために赦すのであって、彼らを見逃してやるためではありません。

ニール・アンダーソンは彼のほとんどの著書の中で、「自由への七つのステップ」を打ち出しています。これらのステップは、サタンがあなたの中に深く埋め込んだままにしておきたいと思っている「かぎ針」を取り除くための赦しと悔い改めのプロセスを、あなたに体系的に通らせようとするものです。このステップは、私がアンダーソン氏の著書に言及した際に述べたように、非常に力強い手段なのです。

■祈りましょう

ここで、あらゆる悪霊の嫌がらせから自分自身を自由にする権威を使うことに、あなたをお招きします。

天の父なる神さま、私はあらゆる霊的な嫌がらせから解放されたいと願い、また、あなたの権威を使わせていただきたいと願って、今、あなたのみまえにまいりました。もし私がサタンに攻撃の法的権利を与えてしまう罪に関わっているならば、どうぞそれを示してください。

私はその罪を悔い改め、今、それに背を向けます。

自分の心に傷を負わせる他の人々の行ないによって、私は傷つけられてきました。サタンはそのトラウマを使って、私を機能障害性の思考パターンに縛りつけ続けてきました。

今、私を傷つけてきた人々を赦すことを選び取ります。

私は自分のあらゆる傷ついた記憶を、あなたの十字架の上に永遠に捨て去ります。

私が赦し、悔い改めることで、あなたの権威があらゆる霊的な嫌がらせから私を自由にするため、解き放たれています。

私は今、あなたの自由を受け止めます。

これらの願いをすべて、イエスの御名によって祈ります。アーメン。

この本の最後の章では、心の束縛の鎖のうち、三つ目の環——人格的損傷、または傷からの解放のプロセスについて、更に学んでいきましょう。

第三部◇心の傷

【第一章】 本当の父親は誰？

「あなたの神、主は、あなたのただ中におられる。救いの勇士だ。主は喜びをもってあなたのことを楽しみ、その愛によって安らぎを与える。主は高らかに歌ってあなたのことを喜ばれる」（ゼパニヤ三章一七節）

この本の最終章では、心の束縛の鎖にある三つ目の環、つまり過去に負った人格傷害や心の傷について扱っていきます。これが私たち一人ひとりに実に大きな影響を及ぼしているので、第三部が最も多くの分量を占めているというわけです。

人は誰でも、不当な扱いを受けたり、ないがしろにされたり、他の人たちの言動によって心にダメージを受けています。私たちは堕落した人類の一員であり、皆が傷ついた人々によって育てられてきたので、こうしたことが起こるのです。

これからの章では、私が目にしたことや自分自身で経験した、最も重要でやっかいな傷について論じていきます。これらの章は、心の解放について私がたどってきた道筋をさまざまに反映しています。

人格傷害と心の癒やしについて、神が私の心の傷を暴き出すことなしに癒やしのプロセスを通らせることはないと、私は気づきさえしていませんでした。

私の妻・キャシーが、結婚についての章を書きました。彼女は、私たちの結婚がうまく働かなくなっていることを神に明らかにされるという苦しく緩慢なプロセスについて、それから神がもたらしてくださった勝利について記しています。

心の癒やしを必要としているのは誰でしょうか。すべての傷ついた人に、癒やしが必要なのです。神はすべての人に、癒やしを提供してくださいました。癒やされていない心は、私たちの人生のあらゆる部分を崩壊させていきます。人間関係はダメージを受け、身体はストレスによる痛みに苦しめられ、私たちのクリスチャンとしてのミニストリーも罪深い態度によって汚染されてしまいます。私たちに癒やされていない傷がある時、私たちの「神の人」としての性質は不自由なものとなってしまうのです。

私の知る人の多く（大抵は男性です）が、カウンセリングや心の癒やしなどというものは、「過去を蒸し返しては元に戻すことを繰り返すだけで何も変わらない。果てしない時間の無駄だ」と考えています。彼らは、「過去なんてものは（キリストの）血の下にあるのだから、忘れてしまうべきだ。そして泣き言を言うのはやめて、人生の歩みを進めるべきだ」と感じています。彼らは心の完成を追い求める人々を、「自分の傷におぼれ、内省的で自己陶酔し、自己満足しているだけだ」と感じているのです。

私自身、自分の傷と解放への長く苦しい道のりを神が見せてくださる前は、そうした意見を共有していたことを認めざるを得ません。私が心の傷を経験し、それから逃れる手っ取り早い出口を探していた時、私の立場はあっという間に変化しました。突然、癒やしとカウンセリングが私の生命線になったのです。私は、心を癒やし、自由にしてくださる聖霊の力を経験したのでした。

■露天掘《ろてんぼ》り

もし本気で神に仕えたいと思ったなら、神は私たちを作り変えてくださいます。私たちの人格を変容させるプロセスは、私が「たましいの露天掘り」と呼んでいる、意義深く人生を変えてしまうほどのものです。このステップでは私たちの痛みが露呈するので、神がそれを癒やしてくださいます。私たちが気づいていなかったものを、自分自身で癒やすことなどできないからです。私たちが否認し続ける限り、私たちは心の束縛の中に閉じ込められたままです。私たちが苦しむ時、否認していた時には受け取ることのできなかった神の方法で、神から受け取ることができます。この時代の最も油注がれた聖職者たちを調べてみれば、彼らがそれぞれ自分の人生が変えられるほど打ちひしがれ、神の国の更に大きな働きをするために調えられる経験をしていたことに気づくでしょう。マルコ一四章三節で、周囲の者たちをもてなす香油のために、石膏の壺が割られなければならなかったことを思い出してください。

これは私見ですが、偉大なミニストリーの効果と油注ぎを最大限に発揮する道は、砕かれることです。これこそ、私たちが他のやり方では決して経験できない方法で神を知ることになる時なのです。私たちの心の傷が癒やされるにつれて、私たちはより偉大な油注ぎを持つための備えができ、サタンの攻撃に対する隙がなくなっていきます。

癒やしのプロセスは、見通しが立たない上に快適とは言えないものですし、自分を解放へと導く神の愛の御手に対する信頼が私たちに求められます。このプロセスの中で、私たち全員が「神から見捨てられた」と感じる時があります。まったくの正反対です。神は私たちを「死の陰《かげ》の谷」を通るよう導くに従い、未だかつてないほど私たちに近づいて歩いていてくださるのです。そういう時

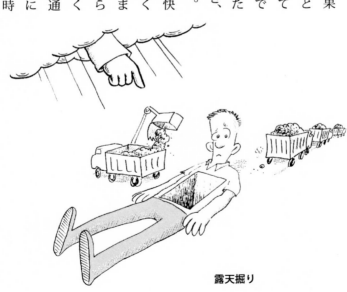

露天掘り

にこそ、私たちは過去に味わったことのある神の愛と親密さを、自分に思い起こさせなければなりません。

この掘り起こしの経験がこんなにも難しい理由は、これによって私たちの防御力が打ち壊され、心の痛みと傷が明らかにされるからです。もちろん神がこれをされるのですから、神が私たちを癒やし、サタンの攻撃への脆弱《ぜいじゃく》性を低減してくださいます。私たちは痛みを避け、分厚い防御の壁でそれを覆い隠すことに人生の時間をたびたび費やします。そうすれば、始終その痛みを思い起こさなくても済むからです。クルミの果肉を取り出すためには殻を割らなければならないのと同じように、神が来て、これらの壁を砕いてくださらなければなりません。こうした経験を通して、頭だけの知識は心で味わった経験へと変えられていきます。

■私に起こったこと

神が私の中で癒やしのプロセスを始められたので、私は自分の考え方と感じ方の重大な変化を経験することができました。私はもちろん、自分に改善の必要があるということに気づいていませんでした。私は男で、高慢で融通が利かず、狭量で批判的で、いかなる精神的必要もないと思っていたのです。私の考えでは、自分の精神的反応は完全に正当で合理的でした。

この経験から一年以内に、私は自分の家族をある開発途上国に連れて行きました。現地の人々を訪問して仕えるためです。旅は順調にいきましたが、帰国と同時に、普段なら強く、有能で自信にあふれ、何事にも動じない私の妻・キャシーが、精神的に崩れ落ちてしまったのです。この旅が彼女の人生において未解決だった心の痛みを露わにし、普段は強い防衛力を持っている彼女を圧倒してしまったのでした。後の彼女の章で、この経験について彼女が詳しく描写してくれるでしょう。

キャシーの崩壊によって私はくたくたに疲れ果ててしまい、すぐに彼女の後に続いて精神的動揺へと落ち込んでいきました。自分がいかに彼女に精神的に依存していたか、そして自分たちの結婚生活のすべてにおいて、どれほど自分たちが共依存の状態で生きてきたのか、私は気づいていなかったのです。これもまた神が矯正したいと思っておられた状況です。これについては、また後の章でお話しします。

通常のサポートシステムであった自分たち自身が崩壊してしまっていたので、私たちは二人して深い精神的奈落の底へと沈み込んでいきました。そして自分たちに何が、なぜ起こっているのかとあれこれ考えました。これは神のさばきなのか、それともサタンの攻撃か？　私たちは、どちらも違うと気づいていました。私たちには、未だかつてなかったほどの熱心さで神に向き合うことの他に、どんな選択肢も残されていませんでした。これはもちろん神のご計画であって、これにより神は私たち自身の「死の陰の谷」へと私たちを導いていかれたのです。キャシーと私にとって、これは人生の中で最も困難な十三カ月間でした。

私たちがこの変容の期間に入ると、非常に意味深い形に神が私たち二人を変えようとしておられることが明らかになってきたので、私たちは直ちに立ち止まらなければなりませんでした。男として、私はこの経験からもがき出るために可能な限りの方法を見つけ出そうとし、すべてはキャシーの問題だと考えていたのです。神は私にキャシーが感じている落ち込みや弱点と同レベルの経験をさせることで、それを差し止めてきました。

私は、自分自身の否定的な感情と傷に直面せざるを得なくなりました。それは屈辱的でしたし、その経験によって私は揺り動かされ、自分をせっかちで批判的にさせた心の機能不全を目の当たりにし始めたのです。他者の賛意を惹きつける必要があったため、私は他の多くの人たちのように「パフォーマンス（自分への評価・承認・称賛を得るために、何かしらの行動を起こすこと）の罠《わな》」にはまっていったので、私の生活は忙しく、不満足になってしまいました。忙しさの中に埋没している時だけ、私はいい気分でいられたのです。このよくある罠は、ロバート・マクギー氏の名著〝The Search for Significance〟（邦題『有意性《ゆうい》の探求』）で徹底的に描写されています。

神は癒やされるべき私の心の未熟さを明らかにするために、私を快適な場所から引っ張り出しました。神はあなたの注意を引くためなら何でもやりますし、あなたが心のよりどころとしているものは何でも揺さぶります。私は宗教的な肩書も以前の経験も、この変容のプロセスから逃れるために使うことはできませんでした。

■痛みの箱

その「谷」にいた間、私はゆっくりと痛みの箱へと押し込まれていくように感じていました。この箱は、悪夢からくる何かのようなものです。窓も扉もなく、逃げ道もありません。どの壁も床も、触ると痛むのです。完全な暗闇で、絶望的でした。壁はゆっくりと両側から迫ってきて、床も私の命を絞り出そうとせり上がってきます。これが何カ月も立て続けに私が住んでいた場所でした。

神のこの種のやり方を理解しているカウンセラーの助けを得て、癒やしのプロセスをゆっくりと進んでいくうちに、私はやがて、今まで一度も見たことのない箱について、あることに気づきました。その箱には蓋《ふた》がないのです。

私は存在さえしない窓や扉などを通って行く、慣れ親しんだ脱出ルートを探すことに自分の時間を費やしてばかりいました。自分の心の痛みから逃れるため、以前のやり方にばかり頼っていたのです。この箱の中では、私がいつも使っているルートはふさがれていて、神は他の解決法を探させようとしていました。

壁と床が私に迫ってくるにつれ、まったくのやけっぱちから私はついに上を見上げる勇気を得て、人生で最大の驚きの一つを経験しました。そこには天の父である神が私を見下ろして微笑んでいる、愛に満ちた御顔があったのです。壁がもうほとんどくっついてしまうという時に及んで、最後には蓋が開いていることに私が気づくということも神はご存じの上で、自力で自由になろうとする私の葛藤を忍耐強く見守っておられたのです。私がついに神と目と目を合わせた時、まるで神が私に「おまえがわたしに気づくためには、箱がどれくらい小さくなければならないかと考えていたよ」と言っておられるようでした。そこで私は、痛みの箱を抜け出すための唯一の道は上にあって、私に差し伸ばされている神の愛の御腕の中にあったんだということに気づきました。

この箱は罰の一形態ではなくて、むしろ私の注意を自分自身から、そして役に立たなかったいつもの自衛手段からそらすための、最も効果的な方法でした。この葛藤への唯一の解決は、神にあるのです。私がこの暗い谷を通らされている時、これらの聖句が私には大きな慰めでした。

「主は心の打ち砕かれた者の近くにおられ、霊の砕かれた者を救われる」（詩篇三四篇一八節）

「恐れるな。わたしはあなたとともにいる。たじろぐな。わたしがあなたの神だから。わたしはあなたを強め、あなたを助け、わたしの義の右の手で、あなたを守る」（イザヤ四一章一〇節）

「こうしてキリストが、あなたがたの信仰によって、あなたがたの心のうちに住んでいてくださいますように。また、愛に根ざし、愛に基礎を置いているあなたがたが、すべての聖徒とともに、その広さ、長さ、高さ、深さがどれほどであるかを理解する力を持つようになり」（エペソ三章一七〜一八節）

■新しい父

この経験を通して、私は神を親友であり真の父であると気づき始めました。私は生まれてこの方ずっとクリスチャンであって、神のことなら何でも知っていると思っていたのに、こういう個人的かつ心の奥底からのやり方で神を経験したことがなかったと認めるのは、きまり悪いことでした。対照的に、私の以前の神理解は頭だけの知識だったと感じました。しかし今は、かつて想像していた以上に、私のことをもっと深く心にとめておられる実在のお方のことを知るようになりました。そしてまた私は、「あんなにも長い年月ずっとクリスチャンだった私が神のまことの父の愛を知らなかったのなら、同じような誤解をしているクリスチャンがもっとたくさんいるのではないか」と気づきました。

私の道のりのこの時点で、神はとても助けになる本を私に示してくださったので、私は強くお勧めします。フロイド・マックラン氏の著書“The Father Heart of God”（邦題『神の父の心』）です。この本は、私がほとんど知らなかった「本物の天の父」を私に紹介してくれました。神は私が長らく押しつけていた、よそよそしく権威主義的な「お付き合い」よりも、私と「お父ちゃん」としての関係を持ちたいと願っておられるということに気づき始めたのです。神が私の肉の両親よりももっと私に近づきたい、もっと役に立ちたいと思っていると知って、ショックを受けました。私は神のことを、神ご自身がイザヤ書六六章一三節で「母に慰められる者のように、わたしはあなたがたを慰め」と表現しておられるような目で見たことはなかったのです。

認めたくはないのですが、私は知ったかぶりのクリスチャンでしたし、ゼパニヤ書（と、他の小預言者たちといくつかの大預言者）のことは、まったく知りませんでした。「あなたの神、主は、あなたのただ中におられる。救いの勇士だ。主は喜びをもってあなたのことを楽しみ、その愛によって安らぎを与える。主は高らかに歌ってあなたのことを喜ばれる」というゼパニヤ書三章一七節の聖句を示された時、全能の創造者が私に関心があり、私のことで喜んでいたなんて、と、あっけにとられました。神は私と一緒に喜び、踊ったりしたいのだというはっきりとしたメッセージとともに、私の頭にイエスが私のことで喜び、踊っている姿を思い浮かばせました。これは特に敬虔《けいけん》でもなければ宗教的なようにも聞こえないですけれどね。

私は自分たちが神とつながっていたやり方について、わずかな矛盾を感じ始めました。「神とはこういうものだ」と思い描いているせいか、ほとんどのクリスチャンは礼拝の間、恐れさえ抱きながら厳粛かつ敬虔でお行儀良くしようと、一生懸命に努力しています。その間ずっと、イエスが踊ったり楽しんだりしながら、一緒に喜ぼうと私たちを招いているなどと思い浮かべるのは、私にとっては難しいことでした。イエスはご自分との関係において、私たちが幼い子どもたちのように心を解き放たれていることを望んでおられるのです。主は私たちを心の牢獄から解放したいと願っておられます。そうすれば、私たちは五歳の子どもたちのように主の膝に乗り、父と子の交わりの安らぎを楽しむことができるからです。

イエスが地上におられた間、彼は神に属するやさしく、あわれみ深い性質のすべてを実証してみせてくれました。イエスは一人ひとりに……幼い者にも、年老いた者にも、富める者にも貧しい者にも、宗教的な者にも異邦人にも、病人にも健康な人にも、男にも女にも、あらゆる人種の人々に時間を割《さ》いていました。彼は愛をもって人々に触れるために、必要なら、どんな社会的しきたりでも打ち破りました。どんな人間の作った規則も、彼の愛の拡大から彼を押しとどめておくことはできませんでした。イエスは人が自分のいるところにやってくるのを待ったりせず、彼らを探しに出て行きました。彼はイメージやステータス、外見にも惑わされず、その人をまっすぐに見通して、その人の必要に焦点を当てて愛しました。

「わたしを見た者は、父を見たのです」（ヨハネ一四章九節）という箇所を理解した時、私は本当に安心しました。イエスのこうした性質のすべてが、父なる神のものでもあるのです。私が愛し、関係を持つことができる方は、神だったのです！

■なぜ、そんなにも受け入れがたいのか

私は常に、神は陰気くさく、よそよそしく、慈愛深い父親の姿をしていて、自分から遠く離れたところ（どこか冒険めいた宣教地のような場所）で救い主をやることに忙しくしているものなんだと思い込んでいました。ガイドブックや取扱説明書として、神が私たちに聖書をくださったということも知っていました。神は聖書とともに私たちを放置し、助けが必要になったら呼べるように連絡先を与

えて、時々私たちがどうしているかを見に来るのだと感じていたのです。聖書を効果的に使えるようにし、神の介在によって助けてもらう必要がないようにすることが美徳なのだと、私は思い違いをしていました。私は理知的で独り立ちしたクリスチャンになり、神のことなら何でも知っているといいながら、神を個人的に、心の奥底から知るということがなかったのです。私たちの関係は家族の親密さというより、ビジネスの付き合いのようでした。

私やあなたがたの多くがこのような神への印象を持っている理由は、私たちが神を人間の父と同じだと思い込んでいるからです。人間の父親は、自分の家族との経験をもとに、私たちがどんどん自立し、独立していくことを期待します。もし私たちが父親に頼り続けていた場合、それは未熟さの表われだと思われます。知的で成熟し、独《ひと》り立ちした（特に男性の場合）クリスチャンにとって、神はまったくそうではないと気づくのは、非常に難しいことなのです。私たちの信仰が成長してくるにつれ、ますます子どものようになり、ご自分により頼むようになってくることを、神は期待しておられます。多くのクリスチャンがこれを認めようとせず、神がこんなにも望んでおられる私たちとの関係を持つことなく、心の貧困の中に生き続けています。

■愛の欠乏

すべての人は、莫大《ばくだい》な愛を必要とする者として創られています。私はそれを「愛の欠乏」と呼んでいます。それは何百万リットルも貯めておける貯水槽に似ています。この貯水槽を満タンにするまでは、どんな人も心が満たされることはありません。その欠乏がある限り私たちは幸せになれず、私たちに平安と充足をもたらす愛を休みなく求め続けます。サタンは私たちの愛への探求につけ入り、偽物を提供してくるので、私たちは間違った場所で愛を探し求め、貯水槽をかろうじて濡らす程度の何滴かだけを受け取ることになるのです。その貯水槽のタンクをあふれるほどに満たすことができるものはただ一つだけ、私たちの父である神の愛です。朗報は、「神は無限に供給でき、私たちすべてにご自身の愛を寛大にも与えたいと願っておられるので、私たちの心は解放され、自由になれる」ということです。しかし、私たちは飢えて頼り切った子どものように、自分のタンクが満タンにされるのを見るために、欠かさず神の前に出て行かなければな

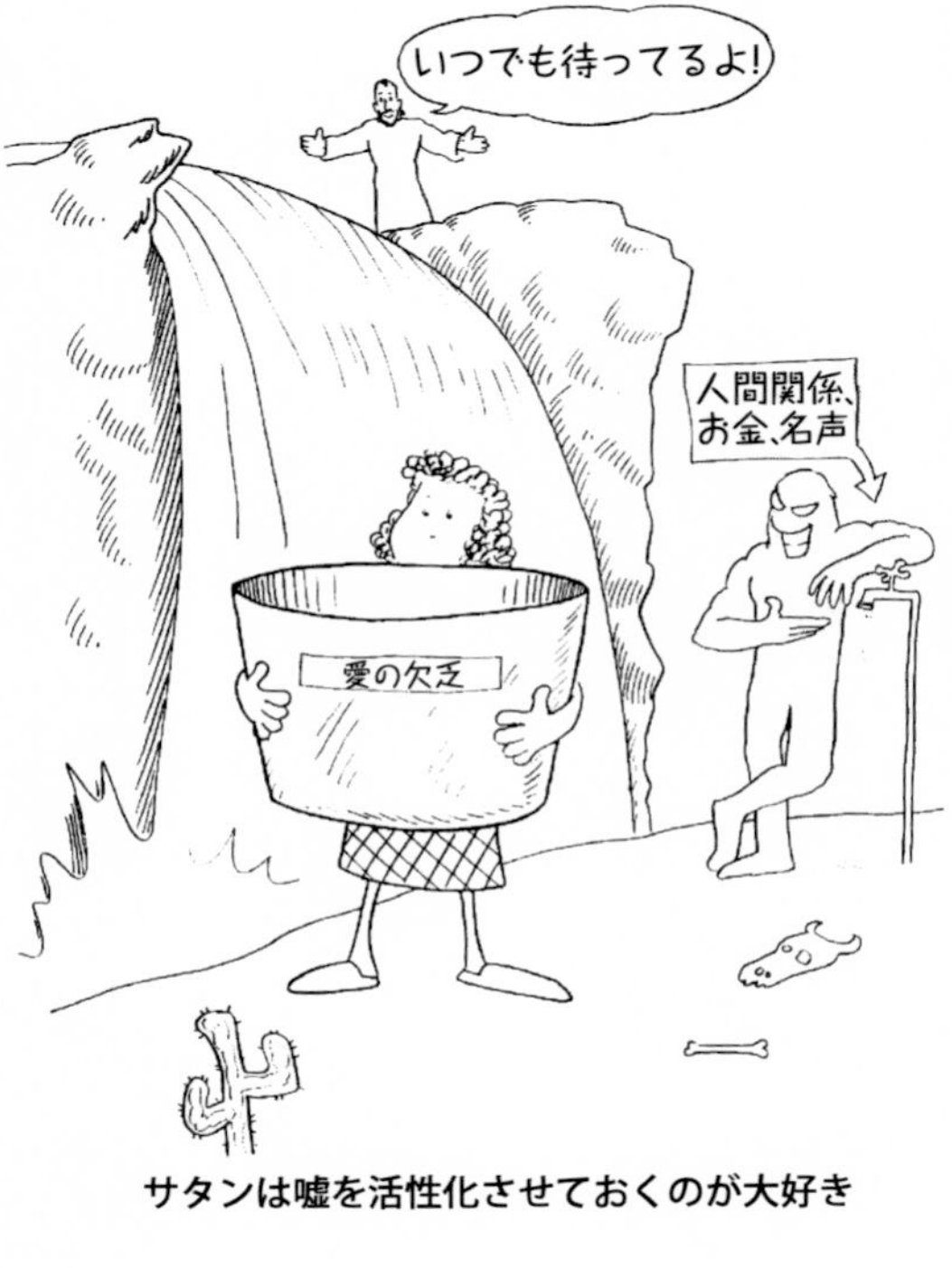

サタンは嘘を活性化させておくのが大好き

りません。

神は私たちのお父さんであり、友だちでありたいと願っておられます。人間の両親と違って、神は一日二十四時間、私たちの考えや意見、助けを求める叫びを聞くのが大好きです。イエスは私たちがどのように痛みを感じているのか知っています。彼は私たちの心の傷や空虚さ、愛の必要をすべて見ています。彼は私たちを癒やし、必要を満たす資格を持つただひとりの方で、死ぬほどそうしたいと願っておられるのです。私たちは自分の面倒をみてもらうことや、必要を満たしてもらおうと神を説得する必要はありません。神は私たちに関心を持ち、私たちを喜んでおられて、永遠に私たちと語り合っていたいのです。

■神との親密な関係から遠ざけているもの

私たちの個人的な心の束縛は、神が熱望しておられる完全で解放された関係から、私たちを遠ざけています。前にも述べたように、心の束縛には三つの鎖の環があります。もし心を解放されたいなら、これら三つすべての領域で癒やされなければなりません。

もしあなたが脳内化学物質の不均衡による気分障害を患っておられるなら（最初の環）、祈ること、礼拝すること、聖書を読むこと、そして心配することをやめることは至難のわざでしょう。あなたが抑うつ的な考えの爆撃を受けている時は、神の愛の御腕《みうで》でくつろぎ、神や他の大切な人との交わりを楽しむことも非常に難しいはずです。もしあなたがまだ未治療の気分障害を持っているなら、心の解放を得ることに甚大な難点を抱えていることになります。医師のもとへ行って治療を受け、癒やしを祈ってください。そうすれば、あなたはこの本の癒やしのステップを進むことができます。

二つ目の環は、サタンによる直接的な嫌がらせです。サタンは攻撃し、心をくじき、混乱させて、あなたの心の束縛につけ入ってきます。彼は私たちの心を嘘で満たすことで、あらゆる脳内化学物質の不均衡と、私たちの人格の癒やされていない部分を不当に利用します。それによって私たちは、神が私たちに与えたいと心から願っておられる愛を受け取ることが難しくなってしまうのです。自分の持っている権威を知って、それを使いなさい！

三つ目の環は、もちろん、私たちの人格やたましいの傷を構成しているものです。これらは、神との完全な交わりから私たちを遮断する最大の鎖です。すべての人は、他の傷ついた人々との有害な人間関係によって傷つけられています。私たちがうまくいかない人間関係を持てば持つほど、私たちは失敗することを予期し始めてしまいます。その思惑《おもわく》が神にも投影されて、「神も他の人たちのように自分を傷つけ、拒絶するに違いない」と思い込んでしまうのです。サタンはこれを使って私たちを神から引き離し、私たちに植えつけた嘘を用いて、私たちを彼のかたちに練り上げようとします。こうして、サタンは神と私たちの、そして他者と自分自身との、命に関わる三つの交わりを崩壊させます。神はこれらの傷を癒やし、私たちの交わりを修復することを望んでおられます。

■どうやって私たちは傷ついたのか

両親から受け継がれるきよい愛を通して、子どもたちにご自身の完全な愛のご性質を伝えることが、神のもともとのご計画でした。この方法では、両親は神のご性質を子どもたちに映し出す鏡になるはずだったのです。両親は目に見えない神のご性質を可視化し、実証するために存在していました。そうすれば、子どもたちは容易に理解し、神を知ることができるからです。

堕落の結果として、罪が人類の心に入り、鏡にはヒビが入ってしまいました。罪は人類に傷を負わせ、私たちの性質を汚染したので、私たちはもはや神のご性質を正しく反映することができなくなってしまったのです。

そこで両親は破綻した自分自身の中から出てきたものを子どもたちに教え、それによって子どもたちもまた、神と交わることができず人間関係をうまく築けない、傷を負った罪深い者となってしまうのです。程度の異なる虐待やネグレクト（育児放棄）を通して、私たちはみな不完全な両親によって、心が不自由な者へと育て上げられてしまっています。

私たちが神の愛を見る目は、私たちが両親の愛を見ている視点で常に歪《ゆが》められています。私たちはヒビが入った鏡を見ているせいで、不完全な人間の基準という枠組みしか持っていないため、私たちに対する神の愛の広大さを十分に想像することができません。子ども時代の傷ついた経験が私たちの理解にダメージを与え、愛に対する私たちの期待を減退させているのです。

例を挙げると、もし父親との破綻した、または損なわれた親子関係を私たちが持っていた場合、人間の権威者を信頼することが難しくなるばかりでなく、神は父親として信じる価値もなく有害であると思い込むようになってしまいます。これは私たちが最初の傷を受けた時にサタンが植えつけた、「神は人間の両親と大して変わらない」という嘘に基づく深層信念になります。そうすると私たちは、神や他の人に近づくことや、人を信頼することに大きな問題を抱えるようになってしまうのです。

この経緯をたどることにより、私たちは心から神に近づくことができなくなり、神との交わりはまったく知識だけのものとなって、私たちの心を取り巻く防御の壁は高さを増していきます。これは神が癒やしたいと願っておられる深刻な心の障害ですから、私たちは解放していただくことができます。

大多数の皆さんのように、私もこの同じ経緯をたどって、頭でっかちのクリスチャンになっていました。私の心を取り巻く壁は非常に高く、私は神や他の誰かとの交わりを何一つ感じられなくなっていました。私の心は凍りついており、「神を感じる」という人々のことや、礼拝の間に心を躍《おど》らせている人々のことがまったく理解できませんでした。私の心は神から遠く離れ、神は「お父ちゃん」というより、組織のようなものだと考えるようになっていたのです。

■こんな生き方をしなくてもいい

自分の神への理解と認識が不完全であると認めるのは、とても難しいことでした。思い出してください。私は神のことなら何でも知っていると思っていた「知的なクリスチャン」だったのですよ。「私たちの神は感情を持っている」ということを、私は学ばなければなりませんでした。私は、「神は効率的で思いやりのある統治者である」ということ以外、考えたことがなかったのです。神に感情があるなんて、どうしてわかるでしょう？　聖書には神の感情について多くの言及《げんきゅう》がありますが、私にとって最も納得できる証拠と言えば、人間が感情を持った存在だという事実です。私たちはどこで感情を手に入れたのでしょう。私たちの人生を豊かにしてくれるということから、それは明らかに神から出たものです。感情は、私たちが神のかたちとして創られた時、神からの贈り物（ギフト）として与えられた、神から来たものです。私たちは、感情に疑いを抱くようになってしまいました。それは神からくる他のすべての贈り物と同様に、サタンがそれらを汚し、私たちを傷つけるため使うようになってしまったからに他なりません。私たちはいつも（特に男性が）そうしているように感情を呪ったり、それから逃げ回ったりするのではなく、むしろ自分の感情を感謝し、受け入れていく必要があります。

神は私たちの感情を癒やし、鎖と傷からの自由をもたらしたいと願っておられます。私たちは一人ひとり個別に神の王国に入ったのと同じように、一人ひとり個別に癒やされなければなりません。厳しい現実としては、「感情の癒やしは救いの時に自動的に起こるものではない」ということです。私たちは神の王国に入った時、自分の鎖から自由になることを選択しなければならないのです。

この本の初めに描写した、城塞都市のことを覚えていますか？　私たちは王国に入った後、鎖の中にとどまって門の傍らで身を寄せ合っているか、王座の間に向かって進み、心を解き放たれたキリストの花嫁へと変容していただくか、その選択肢が与えられます。選ぶのは私たちです。この本によって、あなたが解放への道を選び、神がご自身の子どもたちのために用意された多くの助言者の助けを手に入れることを私は願っています。

この変容のプロセスは、最終的な結果と同じくらい、神にとっては重要なことです。このプロセスを通して、神は私たちをご自身のかたちに形作り、私たちを自由にしてくださいます。あなたの本当の「お父ちゃん」に初めて出会う自由への道筋をたどり始めるのに、遅すぎるということはありません。神は今、待っておられます。神はご自分の膝に這い上がってくるようあなたを呼んでおられ、心の解放という神との新しい交わりに、あなたを招いておられるのです。

私の視点では、神のみまえの私たちはみな五歳児です。神が私たちに期待しておられることは、私たちが五歳児に期待することと同じ——神に従い、愛し返すことです。洗練された知的なクリスチャンになろうとするのをやめて、神の子でいればいいのです。

イエスは十字架の上で私たちのために傷を負いました。彼は私たちの傷を取り去るために傷を負ったのです。彼がその代価を支払ってくださったので、私たちは自由に歩けるようになりました。私たちは継続的に、自分の負った傷と堕落した思いをイエスに明け渡さなければなりません。そうすれば、彼は私たちからそれらを取り去り、彼の受容と愛の思いと差し替えてくださいます。

まず第一歩は、あなたの両親と、あなたを傷つけた、権威を持っていた人たちを赦すことです。もちろん、彼らは赦される資格のない人たちですが、あなたも神に赦される資格のない者でした。あなたは自分自身を解放するために彼らを赦すのであって、彼らが見逃されるためではありません。

そうしたら、あなたは彼らのしたことで彼らを憎んだことを悔い改めなければなりません。あなたは彼らが傷つけたことに対する反応として、罪を犯しました。あなたは傷つけられた時に植えつけられた嘘を信じたことを悔い改め、イエスに真実を見せてくださるようお願いしなければなりません。そうすれば、あなたはまた信じることができ、無防備になれます。

これをやり終えたところで、イエスに来ていただき、あなたの傷を癒やし、真実で満たして、サタンの嘘を押し出してくださるようお願いしてください。手の届くところにあり、あたたかくて愛にあふれ、親しみのこもった、あなたに深い関心を寄せておられる神の膝によじ登ってください。そして、あなたの天の父との、心からの親密な新しい交わりを始めるのです。あなたの人生で初めて、あなたの愛の貯水槽をあふれるまで満たしていただきましょう。

皆さんの中には、私が提案したことをどうしてもできないという人もいるでしょう。あなたの心はまだ冷たく凍りついています。それはよくある状態です。私もそんな感じでした。これについて、次の章で更に詳しく見ていきましょう。

【第二章】　頭と心を再接続するには

「わたしは彼らに一つの心を与える。すなわち、わたしはあなたがたのうちに新しい霊を与える。わたしは彼らのからだから石の心を取り除き、彼らに肉の心を与える」（エゼキエル一一章一九節）

前の章で、私たちの傷と痛みを明らかにすることにより、神が私とキャシーを心の癒やしの苦しいプロセスへと導いたことについて書きました。このことが私の心の扉を開き、生まれて初めて神が真の父であることに気づかせてくれたのでした。新しい、より親密で楽しめる神との交わりが生まれたのです。

神が私とともに癒やしのプロセスを歩んでくださっている中で、私は自分の心の中をのぞき込むことができるようになり、過去に受けた傷によって、どれほど自分の感情が凍りついていたかがわかりました。私の凍りついた心は私の妻、子どもたち、そして神との交わりを含む、すべての人間関係に支障を及ぼしていたのです。

■どうやって私は凍りついたのか

私は非常に合理的で規律正しいクリスチャン家庭で育ちました。私たちがやることはすべて熟考の上、均整がとれ、理にかなっていて、思いつきや弾《はず》みで何かをしたことなど一度もなかったような感じでした。子どもの時にクリスチャンになり、家や教会で見ていたものに基づいて、そうすることは単純に道理にかなったことのように思えました。十代になっても、私はクリスチャンであり続けることを選びました。それは世俗社会のものよりも筋の通った生き方だと思えたからです。ただ合理的な決断の延長線上にあったことなので、私は自分の信仰について何も感じたことはありませんでした。回心した時のことや信仰の歩みについて、さまざまな感情を持っている人たちを見ると、いつも驚嘆していました。私には、彼らが何について話しているのか見当もつかなかったのです。

大学で、私は科学を専攻することにしました。科学は論理的で予測可能ですし、有益でした。他の多くの理系の学生と同様に、私は芸術や人文学コースの学生たちを軽蔑していました。私には、なぜ人がパーティーの物知り顔のおしゃべり以外に何も得ることのないものを学んで時間を無駄にするのか、理解できなかったのです。その間、私は文学や芸術、学ぶことに対して情熱を持っている学生のことが、とにかく理解できませんでした。私は、「大学にいる唯一の理由は、一刻も早く卒業して職を得ることだ」と考えていました。成績（知識ではなく）への追求が人生の他の活動を何もかも閉め出していたので、私は周囲のことにも大して楽しみを見出せなかったのです。勉強の妨げになるあらゆるレジャーや活動から離れるよう、自分に言い聞かせるのも容易でした。

私の人間関係は、ほとんどが冷たい理詰《りづ》めのものでした。私は始終感じていた苦々しい思いや怒り、皮肉、心配などの他は、無感情でした。私はキャシーと結婚しましたが、ご推察のとおり、彼女もまた非常に論理的で理性主義の理系卒で、論理的な理系の家庭出身でした。

私の信仰は理詰めで合理的で、無感情なものでした。私は融通が利かず、高慢で狭量な律法主義者になりました。私の神との歩みは、交わりよりも規則に則ったものだったのです。私は自分自身を感情的な人間ではないと思っていました。感情は頼りないし非合理的で、たびたび賢いとは言えない決断や行動に人を導くからです。「神の注意を引くような宗教的なことをすることによって神を喜ばせられる」という考えは、筋が通っているように見えました。

学生時代と社会人時代を通して、私は人の予想を上回るほどうまく事を運んで称賛を得、人を喜ばせることを覚えました。これは教会と医療の両方でうまくいきました。がんばって働けば働くほど、人の称賛は高まり、私はいい気分になれたのです。すぐにそれが中毒になりました。

私は、人の存在意義は「何をするか」によって決まるのだ、と思い込むようになりました。リラックスしたり遊んだりしている暇はありません。それが称賛を生むことはないからです。私は「パフォーマンス中毒」者として「パフォーマンスの罠」にはまっていきました。人との交わりは時間の無駄だったので、私はそれを楽しむことができませんでしたし、神を身近に感じることは一度もなく、ただ「私は主のために一生懸命働いているのだから、それを喜んでくれているといいな」と思っていました。

私たちが住む社会の指向性に合わせた結果、私の機能不全な姿勢とライフスタイルは、ぴったり合致しただけでなく、大いに報いられていきました。他の国では正に常軌を逸しており、アンバランスでうまく適応できていない人と思われたかもしれません。

■心と頭の乖離《かいり》

多くの人がそうであるように、私の姿勢は世間の思考の産物でした。しかし、なぜ西欧社会はそういう考え方をするようになったのでしょうか?
ルネッサンスの時代以降、科学や論理、理屈は西欧社会の最高の美徳となるべく高められていきました。これらの美徳は大多数のエリート思考の活動領域であり、私たちの社会においては神として偶像化されるようになったのです。人間の精神発達のゴールは合理的、論理的、科学的なものになることでした。感情や信仰など他の美徳はひどく価値を減じられ、狭量で下級のものと感じられていました。

こうして、私たちの社会は思考と感覚の間に、そして理屈と信仰の間に誤った分断をもたらしました。これらすべての美点を用いて人生の問題を探求する能力を、私たちは失ってしまったのです。信仰、感情、創造力、そして直観は、科学的ではないし非論理的だと思われています。霊性は創造力、直観、感情、そして感受性のある心に基づいており、それらは社会においてあまりにも価値を減じられてきた私たちの一部分なのです。信仰はもはや人間存在の本質的な部分ではなく、無学な大衆がすがりついているものだとみなされています。それが人々を神への探求から遠ざけ、霊的な問題について議論を交わすことを難しくしているのを見ると、サタンがこの分断を推し進めていることが容易にわかります。

私たちの感情、感覚、創造性、そして直観的な性質は、神を体験し、神の声を聞くことができる私たちの一部分です。それが無視される時というのは、通信衛星のパラボラアンテナの向きを変えてしまい、それが地面に向いているのに、「なぜ信号を拾わなくなってしまったのだろう」と考えるようなものです。私たちが神を感じ取り、コミュニケーションをとるための能力は損なわれています。自分の性質のこの部分を失う時、私たちは親密な関係の容量をも失います。親しい交わりには、無防備になることと「感じ取る」能力が要求されるからです。合理的な思考による支配は、あらゆる意義深い（特に配偶者と子どもたちとの）交わりを妨害します。コミュニケーションは、言葉が詰め込まれていても感情のない一次元のものになります。

この欠陥のあるコミュニケーションの形態は、個人的な訪問と文字によるやり取りの違いによって、最も良く説明できます。あなたは愛情と同情のメッセージを伝える際に、どちらを選びますか？　文字は言葉を正確に伝えることができますが、真に伝えたいことは失われてしまうかもしれません。私たちは、ただ頭を使うだけのレベルで神や人とつながるように意図されて創られたのではありません。

思考と感情の乖離は、社会的、また霊的な交わりをするにあたっての、重大なハンディキャップなのです。

キリスト教もまた、この誤った乖離によって汚染されています。教会は、論理と理屈を崇拝している私のような人間でいっぱいだからです。私たちは感覚と体験を見下している社会からの批判を避けるために、信仰の知的な面を高めることをしてきました。多くのクリスチャンが神との真の歩みを、頭だけの知識で代用してしまったのです。私たちは、体験やその中で生きることより、口先で話し合うことの方がうまくなりました。何か超自然的なことを体験するための感覚の容量が失われているので、神のために働くことが神の愛を受け取ることに取って代わったのです。

神がご自身の民に超自然的な方法で触れることを選ぶ時、「論理と理屈によらない何か」を受け取る方法がわからないので、クリスチャンが混乱してしまうことがよくあります。超自然的なものを受け取るアンテナは、地面を向いてしまっているのです。神の声を聞いたり感じたりする能力は、使われたことがないので干からびてしまっており、神が超自然的に動かれる時、彼らはその出来事を合理的な説明で片づけてしまいます。

私は個人的に、一九九四年に私の教会で起こった神の超自然的な訪れを目撃しました。それはそれまで私たちの世代が見たことのあるどんなものとも違っていました。私たちには説明できないことが起こりましたが、人々の人生は変えられていき、人間関係は癒やされ、人々は人生を変えてしまうような神との個人的な体験をしました。実に驚くべき時でしたが、それが慣れない体裁で起こったことで居心地が悪くなり、「この出来事はオカルト由来のものだ」と考える人たちもいました。

長らく教会が閉め出してきた方法で神がご自分の民に触れようとしておられる「居心地の悪い現実」を受け止めるより、神の超自然的なわざに対して「オカルトだ」というレッテルを貼る教会を、私は見てきました。創造的で預言的な反応を示した人々や神を感じたり神の声を聞いたりした人々に対し、多くのクリスチャンが警戒したり恐れを抱いたりします。聖霊の力のしるしは理屈や論理の及ばないものなので、それらはクリスチャンにとって大きな難題の原因となります。これらと同様のしるしが、ようやく元気になった教会をのぞき込んでいた教会外の人々の驚嘆と魅了を招きます。

理屈と信仰の誤った乖離によって汚染された教会に対する私の見解は、西欧の教会についてのみ適用されます。非西欧世界の教会を私は何度も訪問しましたが、そこにはこのような乖離は見られませんでした（日本の教会は西欧化されているので、この限りではないかもしれません）。そうした教会で最速の成長とおびただしい数の奇跡が起こっているという報告は、何も不思議なことではありません。

■私は有罪でした

人生の長きにわたる理屈と論理の追求により、私が教会で良い影響を与えていなかったことは想像に難くないと思います。私は理屈と論理を感覚と信仰よりも上において高めていたので、私の頭と心は完全に乖離していました。教会で感傷的な証《あか》しを非難することとなると、私は最悪の無礼者でした。私の信仰は論理的でなければならず、他の誰かに容易に説明できるような事実に満ちていなければならなかったのです。

このように不自由なありさまでは、私は神の声を聞くことなどできず、神の臨在や「お父ちゃん」としての親密な交わりを感じ取ることなどできませんでした。前の章で触れたように、私は神と人を喜ばせられそうな宗教的活動を通して、双方の承認を勝ち得るよう努力しなければならなかったのです。人を喜ばせるのは簡単でした。しかし私は神を感じたり声を聞いたりできなかったので、果たして自分が神を喜ばせることができているのかどうか、まったくわかりませんでした。私はただ、必死に努力するしかなかったのです。

この途切れることのない「パフォーマンスの罠」は決して満たされることはなく、焦燥感を生み出すだけでした。満たされることのないパフォーマンス中毒の年月を過ごした後では、多くの人々が消耗し、あきらめてしまいます。すると彼らは非常に受け身で皮肉っぽく、無関心になり、期待が失われた分、最低限のことしかしなくなります。これが著しく価値の低下した生活と、満たされないクリスチャン人生へと導いていくのです。心の中では真理を知っているのですが、それを感じたり楽しんだりすることを、とうの昔に見失ってしまっているのです。

私の機能不全で頭でっかちのキリスト教は、前例のないやり方で神が私たちの教会に現われるまでは、うまくいっているように見えていました。神のみわざに対して心と精神を開き始めるにつれて、私は未だかつて感じたことのないものを感じ始めました。神の臨在をより深く感じ始め、もっと完全に礼拝に入り込めるようになってきたのです。これまで生きてきた感情の氷結状態から、私は解凍されつつありました。何が起こっているのか私には理解できませんでしたが、それはとても良いものだとわかっていました。

■どうやって氷結されたのか

この心の変容の時期に、私はジョン・サンフォード氏の著書"Waking the Slumbering Spirit"（邦題『霊的情熱の回復――眠っている霊を目覚めさせる』）に出会いました。この本は、レアン・ペイン氏の著書もそうですが、私に何が起こっていて、神がどのように私を束縛から連れ出そうとしているかについて説明しているものでした。あなたも解放されるように、ここでご説明します。

当たり前のことですが、私たちはみな、人間の身体の中に一時的に滞在している永遠の霊的存在です。霊的存在として、私たちは善悪双方の霊的な力の影響を受けています。神は私たちの霊の中にこそ内在したい、そして神の国をもたらしたいと願っておられます。そうすれば、私たちは永遠に神とともに住むことができるからです。私たちの霊の状態は、どのように神・サタン・そして他の人々とつながりを持っているかによって決まります。そして、それが私たちの人格にも影響を与えます。

私たちの霊は受胎の時に体内に入りますが、その時点から、幼子の霊は霊的な影響を受けやすくなります。神のもともとのご計画では、すべての霊は健康に生まれ、活気に満ちて他の人々と交わりを持つ準備ができているはずでした。そして私たちは神の愛を模った精神的に健康な両親によって大切に養育され、訓練され、練られ、励まされるはずだったのです。そうして育った子どもは、神と人との健全な交わりを持つようになるはずでした。

前の章で見た罪の結果について覚えておられるでしょうが、罪が人に入り、人はもはや神のご性質を反映することや、モデルとして子どもたちに正しく指し示すことができなくなってしまいました。罪が私たちの霊を汚し、たましいを傷つけたので、私たちは皆、機能不全に陥ってしまったのです。受胎の後、いつでも傷はつけられるようになり、通常は虐待やネグレクト（育児放棄）を通して、私たちが完全に機能できないようにし、心のハンディキャップを負うようにしてしまいました。それはまるで、傷つけられた場所から心が枯れてしぼんでいくかのようです。傷をつけられた後、人は更に傷を負わされる可能性のある、あらゆるリスクからいつも身を退いてしまうようになります。そして自分の心と感情の周りに防御の壁を築くのです。これは私たちが神や他者、そして自分自身との間に健康で親密な関係を持つ能力にダメージを与えます。

傷を負わされると、私たちの交わりは表面的で頭だけのものになってしまいます。それは感情の壁が、他者と感情面で感じたりつながったりすることを遮断してしまうからです。高い壁の向こう側に住んでいる時、誰かと親交を深めることは不可能です。そのためには無防備になることが求められるからです。自分の傷ついたたましいを守るための分厚い壁のせいで、私たちは誰かを身近に感じることがどうしてもできないのです。この状況は結婚や子どもの養育、そして神との歩みをすることにおいて、明らかに主要なハンディキャップとなります。私たちは愛を与えるにも受けるにも、あまりにもかたくなになってしまっているのです。

それが私でした。私は正しいと思われることをすべて信じていましたが、何も感じませんでした。私は知性では神に仕えていましたが、心は応答していませんでした。ただ神に喜ばれていることを願いつつ、宗教的なことをせわしなくやり続けていただけです。自分の交わりの欠けているところを、奉仕で代用していたにすぎません。私の人間関係は何もかも距離を置いた頭だけのものでしたが、「これが自分なんだ、私は感情的なタイプの人間ではないだけだ」と思っていたのです。他に選択肢を知らなかったので、私はそのライフスタイルに身を任せていました。

心の氷結状態をもたらし、頭だけの交わりや頭と心の乖離をもたらす、この傷の問題は非常によく見られるもので、ほぼ全世界共通です。私たちが「社会的に魅力があるのは寡黙で強いタイプだ」と考えるようになったため、特に男性に多く見られますが、それは実際には障害なのです。

このように傷を負わされた人々は、心に障害のある配偶者、親、そしてクリスチャンになってしまいます。

このプロセスを通っているクリスチャンの多数が孤立し、孤独で、神に応答することや神を身近に感じることができなくなっており、真に親密な関係を持つ能力がなく、礼拝することもできなくなっています。彼らは一次元の、頭だけの人生を生きています。彼らは教会のルールや手順に依存し、冷たく愛のない家族を持っています。教会がこうした傷を負った人々でいっぱいになると、集会は堅苦しく命のないものになってしまいます。すると、信仰について耳にはするけれど、飢えた心を何一つ満たしてくれない空虚さばかりを見ている教会の若者たちの間に、白けた冷ややかさがもたらされます。死んだ教会はサタンにとって何の脅威でもありません。ですから、サタンはこうした状況を促進するのです。もし教会が若者たちをとどめておけないなら、教会はじきに消滅し、サタンは大喜びすることでしょう。

■意志の癒やし

私たちの心の氷結は、私たちが受胎直後に受けた最初の傷から始まった心の束縛の直接的な結果です。その傷と、頭と心の乖離から解放されるには、心の束縛から解放されなければなりません。思い起こしてもらったように、心の束縛の鎖には三つの環があり、それぞれの環が処理されなければならないのです。ここまで読んで、あなたは既に最初の二つの環についてよくおわかりになったと思います。人格に負った傷という三つ目の環が、この章全体の主題です。神は三つすべての領域においてあなたを解放したいと願っておられます。神の愛の圧倒的な力と権威は、あなたの鎖を打ち砕くことができます。ここに一つの非常に強い障害物があります。しかし、まずはそれを乗り越えなければなりません。それは、あなた自身が「解放されたい」と願わなければならないということです。

あなたは変わる義務はありません。王国の門のところにとどまり、鎖に巻かれたままでいても構いません。回復するには、意図的に何かの行動を起こす必要があります。あなたはイエスに癒やしのプロセスを始めてくださるよう願いすることを選ばなければなりません。それには「露天掘り」が含まれます。あなたはカウンセラーか医師のところへ行く必要があるかもしれません。やらなければならないのです！「どうせ何も変わらないさ」とか「そんなのに煩わされる必要なんかないよ」と、サタンに説得されてはいけません。それは嘘です。

私たちは、自由に向けて歩むための意志を使わなければなりませんが、多くの人にとって、これは非常に難しい一歩です。過去に傷を負わされた時、私たちのたましいの中で最初に枯れしぼんだり死んでしまったりした部分が「意志」であることが多いのです。私たちの意志は権力者によって始終押し殺され、壊されてしまったか、ついに走り続けることに疲れ果てて、消極的になってしまったかなのです。壊れた意志を持って生きている時、私たちは自分自身を絶望とフラストレーション、心の窒息に任せてしまい、サタンの嘘と誘惑に影響されやすい状態のままになってしまいます。

神は私たちを癒やし、ご自身に仕えさせるため、そして自由に向かって歩ませるために、私たちの意志を強くしたいと願っておられます。神に近づくにつれ、主のみこころが私たちの意志を強めて満たしてくださるので、神が私たちの心に入れておいてくださったやるべきことを、自然にやりたいと思えるようになります。リアン・ペイン氏が彼女の「パストラル・ケア・ミニストリーズ（ＰＣＭ）」の大会で明らかにしていたように、神は「私たちの意志という手袋の中に差し入れられた手のよう」です。その時点から、神の手があなたの手袋を動かして、あなたの意志は一つになり、自然と神のみこころを行ないたいと思うようになるのです。

■モーセ

モーセを見てみてください。彼はこの本で論じられていた多くの問題に苦しみました。モーセはややこしい生い立ちを持っていたようです。型破りな中で彼の人生は始まりました。ナイル川に捨てられたということを知った時、それは彼の心に相当な傷痕を残したはずです。モーセは「バスケット・ケース（まともに生活できない不能者）」の原型として引き合いに出されることもあります。彼はアイデンティティの混乱の原因となったであろう、ヘブル人と異教徒の二つの家族を持っていました。若い男として、エジプト人を殺してヘブル人の評価を得ようとした時、彼は「パフォーマンスの罠」に陥ったように見えます。彼は明らかに自分のアイデンティティと格闘していました。支配者としての自分か、それとも奴隷としてのアイデンティティか。

彼の計画が崩れ、殺人者として追われるようになった時、四〇年もの間、世を忍んで荒野に逃げなければならなくなり、彼は消極的で破綻した人生に転落しました。燃える柴の中に現われた神のメッセージへの彼の応答から、彼がいかに打ち砕かれていたかがわかります。もし私があんな風にドラマチックな神の訪れを受けたなら、神のしるしと不思議を用いて神とともに働くという前途に、私はひどく興奮したと思いますよ。しかしモーセはそのチャレンジにひるんで後ずさりしたのです。彼はあまりにも打ち砕かれて自信を喪失していたので、そんな超自然的な顕現の後でも興奮さえできませんでした。あわれみ深い神は、モーセが心砕かれ、へりくだらされて、今や用いるにふさわしい器となったことをご存じでした。

モーセはすぐに生気を取り戻し、神が彼の意志と心を癒やされたので、民の預言者かつリーダーとなるため立ち上がりました。彼はつらい人生の滑り出しを味わい、多くの傷や犯罪人の記録を持ち、まったくの無名でしたが、それでも神は彼を力強く用いました。

ひどいダメージを受けた人で、神が癒やせず、ご自分に仕えるための力を与えることのできない人など、一人もいません。神はあなたの意志を砕いた過去の傷を癒やすことで、あなたの意志を癒やしたいと願っておられます。そうすれば、自由への歩みを選び取ることができるからです。私の妻・キャシーが自分の意志の癒やしについて、後の章で記しています。

あなたが近づく時、イエスはあなたをご自分のみこころで満たしてくださいます。ピリピ二章一三節に、「神は、みこころのままに、あなたがたのうちに働いて志を立てさせ、事を行なわせてくださるのです」と書かれています。イエスはあなたに自由に向かって歩く力を与え、被害者ではなく勝利者とならせてくださるのです。

あなたが自分の意志の癒やしのプロセスを始めたいと願うなら、まず自分に傷を負わせ、意志が砕かれる原因となった人々を赦さなければなりません。そして、例えあなたが「自分は間違っていない」と感じていても、彼らのしたことで彼らを憎み、裁いたことを悔い改めてください。イエスに「来て、私の意志を再起動してください」と願い求めてください。そうすれば、あなたはイエスのみこころについて考え始めるでしょう。自分が負った心の傷の癒やしを願い求め、新しい肉の心をくださるように祈りましょう。そうすれば、あなたの頭と心は再び結びつくことができます。

私の意志が癒やされた後、神は氷結と論理、無感情、そして傷を負った石の心を、愛と創造力、喜び、無防備さ、感情が脈打つ肉の心へと変容させてくださいました。私の神との歩みと交わりも変容しました。私はまだ完璧ではありませんが、大きな改善があったことを、キャシーがあなたに教えてくれるでしょう。私は今、義務感や神の注意を引くため、承認を得るためではなく、喜びから神に仕えています。私は今や神とともに歩み、他者とも自分の頭と心でつながっています。まだ理屈っぽいところもありますが、今は理屈を脇に置いて、心から神の声を聞くべき時を知っています。

皆さんの中には、自分が若い十代の頃、心に傷を負わされたことに気づいた方もおられるでしょう。その時点から、あなたは氷結し、自分自身さえ憎み始めたのです。次の章は、あなたにささげます。

【第三章】　自分を受け入れてもいいのです

「主は心の打ち砕かれた者をいやし／彼らの傷を包む」（詩篇一四七篇三節）

■心も成長するのです

人間の身体が成長してくるにつれ、成熟に至るまでにある発達段階を通らなければならないことは、誰でも知っています。こうした大きな節目を避けて通る近道はなく、もし人がそれを通過しないならば、成長することはないのです。医師たちは、この成長の段階

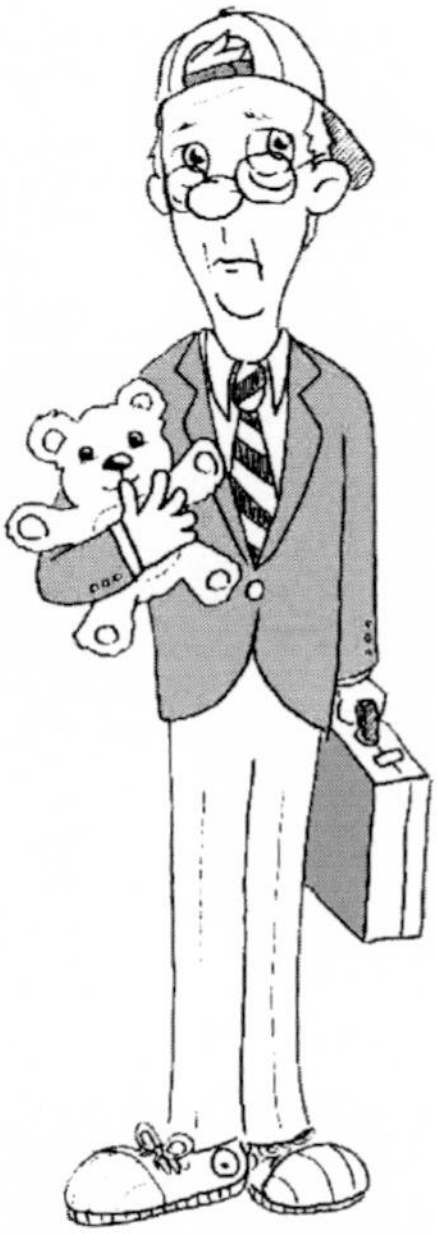

大人の身体に子どもの心

の様子を見て、子どもたちが正常に成長してきているか判断します。もし誰かに発達上の遅れがあるなら、通常はその大きな節目に到達していないということがはっきりと明らかになります。

心の成長もまったく同じです。心の成長にも、順調に成熟に至るために通らなければならない心の成熟過程があります。大きな違いは、もし誰かが心の節目に到達できなかった場合、身体的な節目に至っていない場合よりも、発見されにくいということです。ある人が情緒的にはまだ子どもであっても、大人の身体で十分に成熟しているように見えてしまうことがあり得ます。この章では思春期の心の発達段階について、また、正常にそこを通過できなかった場合の重大性について、論じていきます。

年頃になると、誰でも自分の身体的な発達について、そして他者に受け入れられることを意識するようになります。皆が自分自身に「自分は周囲に溶け込めているだろうか」「人から見ておかしくない？ちゃんとやれてるかな？」と問いかけるのです。心の成長過程が正常に進んでいれば、内向きで自意識過剰な段階を通り過ぎて、外向きで自信を持った段階――自己肯定感とアイデンティティを感じられるところへと進むことができます。心の思春期を順調に通過するためには、自己受容という地点に行き着かなければなりません。この節目にたどり着くには、自ら成熟した心を持ち、神を敬う両親がいなければならないのです。そうすれば、彼らがこの荒れ狂う水面から私たちを導くことができるのですから。

■行き詰まったらどうすればいい？

もし人がこの段階をうまく通過できなかった場合、彼らは生物学上の年齢にかかわらず、自意識過剰で自己中心的な、思春期の不安定な状態で行き詰まってしまいます。これが起こると、人は自分自身を受け入れられなくなったり、個人としての自分のアイデンティティを見出せなくなったりします。これはとても痛ましい状態です。

神は、この気まずくて居心地が悪く、けれど重要な段階を素早く通過できるように私たちを創ってくださいました。もしこの段階で成長が止まってしまうと、人はアイデンティティを探し求めて、不適切で自意識過剰で不安定な心の痛みに、継続的に振り回されてしまうでしょう。この状態は、年齢にかかわらず、年がら年中ずっと心の思春期のままでいるということです。

自分探しの旅の苦しみは、何かに取りつかれたような活動とパフォーマンス中毒に人を陥らせます。自分には時間と労力をかけるだけの値打ちや安定感があると人に思わせるため、注意を引こうとするからです。これはもちろんうまくいきません。人に称賛された時に感じた満足感は、その称賛やお祝いの言葉があるうちしか続かないからです。人の称賛がやむと、途端に彼らの渇望は激しくなり、手はずを整えるための策を巡らし始めます。しかし人は他者からの評価によっては決して自己受容を得ることができないので、それもまた失敗します。この罠に囚われた人々は、一生の間ずっと、まるで幼い十代の子どものように内省と不安定、自己批判、不安、自我の不確立の中に過ごし、常に自分を受け入れられない心の痛みと空虚感への答えを探し求めているのです。

ショッキングな現実は、この自己受容と心の思春期からの解放というプロセスをすべてやり遂げるのは、私たちのうち、ほんのわずかな人だけだということです。思春期直前の九歳から一二歳までの間は、母親たちが主要な子育ての役割を担いますが、思春期には主に父親が十代の子どもに大人になる準備をさせる役割を担うようになります。もし父親が自分自身を受け入れることができず、不安定な心で葛藤している場合、この人格発達の重要な時期に、自分と同じ葛藤を子どもに引き継いでしまいます。これにより、サナギから蝶に変わろうとしている若者の心の成長に大きな隙間を残すことになり、彼らは誰かが助けてくれるまで、残りの生涯の間中ずっと苦しまなければならなくなってしまうでしょう。

神は、このよく見られる状況を、とても気にかけておられます。主は私たちに深い関心を持っておられ、この症状から私たちを癒やしたいと思っておられるのです。前の章で、私が「すべての人は愛情不足に陥っている」と書いたことを思い出してください。神にその不足を満たしていただこうとする時、欠けの多い父親役が取り残した欠乏を満たす以上の神の愛が与えられるのです。

■火山の噴火口

心の思春期が癒やされないままになっていると、人は自分自身を憎むようになり、空虚感や罪責感、恥辱、欠点などに心を奪われるようになってしまいます。不幸なことに、多くの人が未だにこの段階によって苦しんでおり、癒やされていない未熟な心が大人の外面から漏れ出して、私たちにショックを与えたり恥をかかせたりし続けます。

これはまるで、火山の噴火口の上に住んでいるようなものです。既に大人になっているというのに、この火山の中は私たちの子ども時代や思春期から続く、癒やされていない感情でいっぱいになっています。もし私たちに過去を思い出させるようなストレスが加えられようものなら、それがグツグツいったり揺り動かされたり、蒸気や煙を噴き出したりし続けるのです。これらの小さな地震は、疲労や筋肉痛、頭痛、胃痛や掻痒感など、ストレス由来の肉体的症状すら

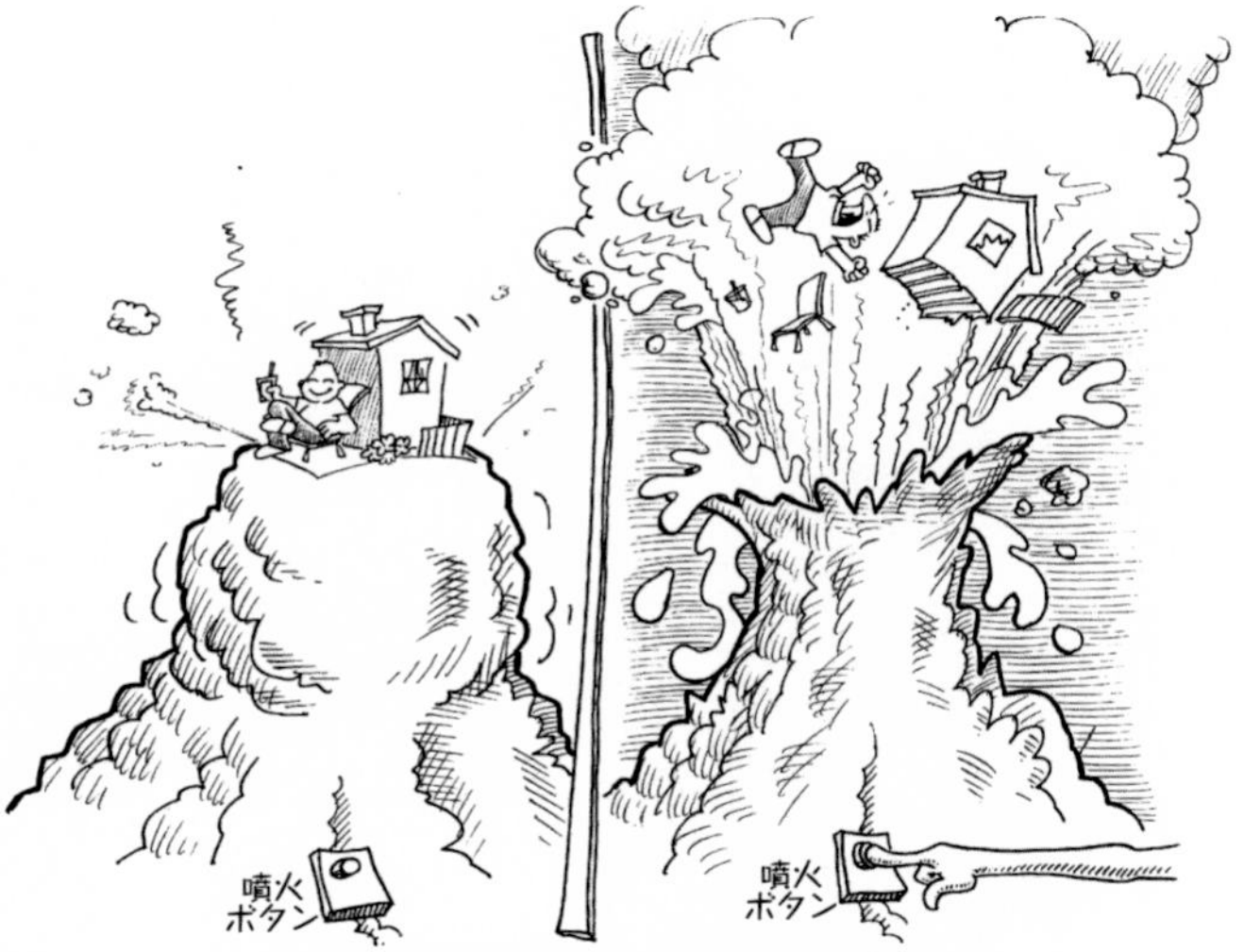

サタンは嘘を活性化させておくのが大好き

私たちに起こさせます。

私たちはみな、その山のてっぺんを、喜ばしく成熟したものに見えるようにしています。美しいステージに柵を巡らせ、芝生を植えて庭をこしらえています。すべてが完璧で、のどかに見えます。隣人もグツグツいってくさい匂いのする火山の上に座っているのですが、彼も成熟したのどかな大人の外面を作ってそこに住んでいます。私たちは友情を保ち、成熟したのどかな様子で互いに手を振り合い、お互いどちらも揺れ動く活火山の上に住んでいることには触れないよう一致しているのです。

サタンは、あなたがたが火山の上に座って噴火する時を待っていることを知っています。また、彼はどうやって噴火の引き金を引けばいいかを知っています。彼こそ、あなたをサタン自身のかたちに練り上げようとして、癒やされず傷を受けたままの記憶や感情をあなたの火山の中に潜り込ませた張本人だからです。彼は、噴火の引き金になるあなたの巨大な赤いボタンがどこにあるのかを知っています。あなたが忘れた頃に、そして何もかもうまくいっていると思っている時に、彼がそのボタンを押し、何らかの条件下において、あなたは爆発してしまうのです。家や庭もろともに、あなたの火山のてっぺんは吹き飛びます。あなたの怒りと恐れがあらゆる人の面前でぶちまけられ、現実には成熟した大人であるにもかかわらず、あまりにも未熟なやり方で振る舞ったことに、あなたはひどく恥をかいてしまうのです。この火山の噴火から自分を守れなかった自分自身にも信仰面にも、あなたは自信を失ってしまうでしょう。

あなたは素早く後片づけをし、庭を植え直し、コテージと柵を作り直して、何もなかったかのように隣人に手を振るようになります。彼も何事も気づかなかったようなふりをして礼儀正しく手を振り返してくれるので、もし彼が噴火してしまったとしても、あなたも何事もなかったかのように振る舞うのです。

癒やされずに残った感情をコントロールする術《すべ》はありません。サタンはいつもあなたに敵対してそれを使い、それらは都合の悪い時に頭をもたげて、あなたに噛みつくのです。これらはコントロールできないので、私たちはその奴隷になってしまい、自分とも他者とも平和に過ごせないのです。御霊によって歩むことは、困難な戦いになります。時が経つにつれ、この不安定さと自己受容の欠落による苦痛が蓄積し、爆発を繰り返していきます。これが「中年の危機」と呼ばれるものの要因の一つなのではないかと、私は勘づいています。

■罠

この自己受容の欠落と自己嫌悪は、非常に危険で力あるサタンの砦《とりで》です。彼は自己受容と自尊心を見つける偽物の方法を試してみるよう誘惑し、継続的に私たちを攻撃してきます。彼は私たちを罪におびき寄せ、古い性質へと逆戻りさせたいのです。

では、ある思春期の女の子の例を見てみましょう。彼女には、自分に値打ちがあると感じさせてくれ、成長過程の女性としての自信を与えてくれる父親がいませんでした。彼女には、いわゆる「父親不在による傷」、つまり父親の愛と肯定が欠けていたのです。彼女は一度も父親に受け入れられたと感じたことがなかったので、残りの人生もずっと、父親の愛の欠乏を埋めようとして、男性に受け入れられることを求め続けてしまうでしょう。

サタンはこの状況が大のお気に入りです。その苦しみがあまりにも大きいので、空虚さを埋めるために、彼女はどんなことでもしようとします。サタンは彼女に近づき、「もしおまえが性的に自分の需要を満たそうとして放縦に身を任せるなら、おまえが欲しがるような男性の好意をすべて与えよう」と申し出ます。男性の好意への渇望があまりにも大きいので、彼女はその嘘にはまり、性的な罪を犯すことによって、更に重い束縛への計略にはまっていってしまうのです。彼女が求めているのは親としての愛であって、性的な愛ではありません。サタンは「男の愛はみな同じだ」「それはセックスで買えるのだ」と信じ込ませるよう罠を張ります。これは性的な罪を犯すことについてよく知っているはずのクリスチャンにさえ、よく起こることです。彼女は頭では神に従いたいと願っているかもしれませんが、サタンが引き金を引く時、心の痛みに飲み込まれてしまい、偽物の愛に容易に飛び込んでいってしまうのです。

父親の十分な愛情と肯定を受けられなかった思春期の男の子も、男性的愛の欠乏と父親不在の傷を持っていることがあります。サタンは彼を仕事中毒や金銭の偶像化へ誘《いざな》い、自尊感情を感じられるようにして、父親からの承認を得ようとさせます。すると彼は自分自身を受け入れるために必要な称賛を得ようと、パフォーマンス依存に陥ります。必然的にそれに失敗すると、彼の思いは絶望と消極性に満たされ、アルコールの誘惑の格好の餌食《えじき》となってしまうのです。彼らは自己受容の手段を実行できなくなるので、意志がくじかれて受動的になってしまった男性たちの異常発生という統計の中の一人になってしまいます。

もう一つの可能性として、父親不在の傷と男性的愛の欠乏を抱えた少年を見てみましょう。サタンは彼に近づき、「もしおまえが性的に自分の需要を満たそうとして同性愛者になるなら、おまえが欲しがっている男性の愛をすべて与えよう」と申し出ます。男性的愛と受容への渇望があまりにも高まっているので、サタンが彼の火山の引き金を引くと、彼はその心の痛みによって性的な罪と、更に重い束縛へとおびき寄せられていってしまうのです。またしても、犠牲者は親の愛の欠乏を性的な愛が満たせるという嘘に陥ってしまいます。そうです、これはクリスチャンにも起こり得るのです。火山が噴火する時、その苦痛があまりにも大きいので、彼らは誘惑の格好の餌食となり、知的な物差しは苦痛に飲み込まれてしまいます。溶岩の噴出は、理知的なフェンスではコントロールできないのです。

■痛い！　まるで自分の傷みたいだ

私はもちろん、こういう経験など一度もしたことのない、自己受容がしっかりした自信たっぷりの

「知ったかぶりクリスチャン」でした。皆さんも知ってのとおり、とにかく私はパフォーマンス依存の罠にはまっていました。自分の教会を満足させるため、いや応なしに宗教的なことをやっていましたし、患者と同僚に気に入られるために医療行為をしていました。私の家族はいつも仲間はずれです。私は神さまに気に入られているといいなと思っていましたが、どうかわかりませんでした。人からの称賛を必要とし、それを喜び楽しんで、生活を駆り立てていました。

私は、いつも現状に満足していないことに気づきました。私は常に未来に生きていて、物事はどんな風になるのかと想像し、いつも将来のために急いで物事を片づけるようにしていました。終わりのない、疲労困憊するようなゴールを自分自身で設定していたからです。人間関係は自分のゴールへの障害物になったので、さして重要ではありませんでした。私は自分のゴールについて話しているか、働き続けていないとすぐに退屈しました。自分の個人的な虚しさに気づいてしまいそうで、暇な状態や遅れが出ていることには我慢がなりませんでした。もし働くことをやめたら、誰も私を認めてくれなくなってしまう。彼らは私を忘れ、私は自分が何の値打ちもないものだと思ってしまうだろう。私は自分を突き動かす自分の心の囚人であって、自己受容の欠如の証拠を露呈《ろてい》していたのです。

自分自身を受け入れられない時、常に認めてもらうために、私たちは他の誰かに依存してしまいます。すると、自分が承認を求めていたものの奴隷になってしまい、神を喜ばせようとするよりも、人に喜ばれようとする者になってしまうのです。私たちが人からの承認を求める時、サタンは私たちを自分の罠に導き入れることができるので、彼はこの状況が大好きです。

この傷が癒やされないままでいると、それが常に霊的発達と心の解放を遮断してきます。自分自身を嫌い続けると、私たちは安定したアイデンティティを持つことができず、キリストにあって本来は自分自身のものだった喜びと愛を盗み取られてしまいます。そうすると、心の欲求を満たすため罪を犯す、隙だらけの者にさせる古い性質の中に住み続けることを強いられるのです。なぜクリスチャンのリーダーが倫理的な失敗を犯してしまうと思いますか？　あなたが既に見てきたように、サタンが「噴火ボタン」を押して心の痛みの火山が噴火する時、痛みを打ち消すものとしてサタンが申し出てくるあらゆる提案に対して、私たちは無防備になってしまうからです。サタンは私たちの弱みがどこにあるのか知っていて、神のミニストリーから私たちを取り除くために攻撃してくるのです。神は私たちの心の痛みを取り除きたいと願っておられます。そうすれば、私たちはもはやサタンの攻撃に対して脆弱ではなくなり、自分たちのミニストリーにおける更なる油注ぎを受けることができます。

癒やされていない心を持った人がミニストリーを行なう時、彼らの心の傷が神のメッセージを歪めてしまいます。例を挙げると、もし私たちが自己嫌悪に苦しみ、人からの称賛を得ようとして、他者の目を通して自分自身を評価しているような場合、牧師を務めるのは非常に難しいでしょう。私たちは、自分を愛し、良しとしてくださるイエスの目を通して自分自身を見ることを学ばなければなりません。

■自分に死ぬこととは

私たちは皆、「自分に死ぬ」よう教えられてきました。ほとんどの人が、それを「自分の意志を打ち砕くことだ」と解釈しています。私はいつも「自分が本当にやりたいと思っていることは、間違っているのだ」と感じていました。それは自分の思いつきであり、自分の意志は罪深くて「死ななければならないもの」だからです。また他の人は、「自分に死ぬということは、常に自分に対して批判的になり、決して褒め言葉を受けつけないことだ」と感じていました。

これは間違いです。死ななければならない自分というのは、私たちがクリスチャンになる前に持っていた性質から出てくる、古い自分のことです。私たちは救いの際に受け取った新しい性質と新しい欲求を、喜び楽しむようにされています。それは私たちに内住《ないじゅう》しておられる聖霊が、創造性と新鮮味をもたらしてくださるからです。残念なことに、多くのクリスチャンたちが自分自身を受け入れられないせいで、新しい性質に死に、自分たちの新しいアイデンティティと賜物を押し殺してしまっています。神を意識し、神に受け入れられていることを拠《よ》りどころとする代わりに、私たちは自意識過剰になり、自分の欠けと傷に焦点を合わせてしまっているのです。

クリスチャンの女性たちは、特に自己受容に関する問題を抱えているように見受けられます。結婚について後の章で論じているような紛らわしい教えにより、多くの女性が自分のアイデンティティは恭順《きょうじゅん》な妻、または母親としての役割が拠りどころだと感じてしまっています。人が役割の中に自分のアイデンティティを見出そうとすると、神よりも人の承認を拠りどころにするようになってしまいます。すると彼らの人生は空虚な奴隷の役割になってしまうのです。クリスチャンの男性は、この問題に関しては完全に有利で、男性に服従し、承認を得るための奴隷となるよう女性たちを促します。そうすれば、お互いの必要が満たされるからです。

私たちは、キリストにあるアイデンティティを見出し、まずイエスに仕えるように、女性たちを解放しなければなりません。イエスは常に女性たちと人間として付き合いました。役割としてではありません。彼はマルタに、自分の役回りよりも礼拝を第一とするよう叱責《しっせき》さえしました。男性は、自分のアイデンティティを役割の中に見出すよう女性を促していたことを悔い改めなければなりません。そして女性は、神を喜ばせる者となるよりも男性を喜ばせる者になっていたことを悔い改めなければなりません。どちらの配偶者も、自分たちの必要を満たすために相手を支配しようとしていたことを悔い改めなければならないのです。結婚に関する章で論じるように、私たちの必要はイエスによってのみ満たすことができます。ですから、私たちは配偶者に対して、できもしないことをさせようとしてはなりません。

■出口

私が先に説明した愛の欠乏と、神の愛によってのみ満たされる貯水槽のことを覚えていますか？神の愛によって満たされるにつれ、私たちは神の承認を感じ始めるようになり、神が自分を受け入れてくれたことがわかるにつれて、自分自身を受け入れられるようになってきます。神の愛が注ぎ込まれると、神は私たちの肉の父親との関係において残された溝を埋めてくださいます。そうして父親の不在による傷は、天の父の愛によって癒やされていきます。すると、「私たちの新しい父親は、私たちを批判したり罰したりする方法を探しているのではない」ということを受け入れられるようになるのです。神は私たちを励ましたい、愛したい、力づけたいと願っておられます。私たちの貯水槽が満たされると、傷は次第に消えて失われるので、私たちはもはや傷に心を奪われることはなくなります。自分を繰り返し責める思いや、自己嫌悪も、消えてなくなっていくのです。

イエスはなぜ、自己受容に一度も苦しむことがなかったのでしょうか。それはイエスが父の完全な愛の中に生き、個人的にも公にも、バプテスマの際に天の父によって認められていたからです。

イエスは私たちのために傷を負いました。彼は私たちを自由にするため、私たちからその傷を取り去りたかったのです。詩篇一四七篇三節の「主は心の打ち砕かれた者をいやし、彼らの傷を包む」という聖句を覚えていますか？　私たちは継続的に自分の古い性質から出てくる考えをイエスに明け渡して、彼の平和と愛と希望の思いと交換してもらわなければなりません。そうして私たちは、自分自身をイエスの目を通して評価することができるようになります。私たちはイエスの花嫁であって、義の衣をまとい、私たちの内にイエスを見ておられる神が満足げに見下ろしておられる中で、イエスとともに王座の間に座るのです。

「わたしは主によって大いに楽しみ、わたしのたましいも、わたしの神によって喜ぶ。主がわたしに、救いの衣を着せ、正義の外套をまとわせ、花婿のように栄冠をかぶらせ、花嫁のように宝玉で飾ってくださるからだ」（イザヤ六一章一〇節）

イエスが内住し、私たちを通して生きてくださるという自分の新しい性質を受け入れたので、私たちは自分を受け入れられるようになります。すると私たちは新しい人間として生きられるようになり、平和と喜びの聖霊にあって、自信を持って歩めるようになります。自分の古い傷ついた性質の叫びを聞く代わりに、神の声を聞くことができるのです。

これが私たちの人生とミニストリーを変容させていきます。神と神の愛、承認と安定を知ると、それがすべての活動において私たち

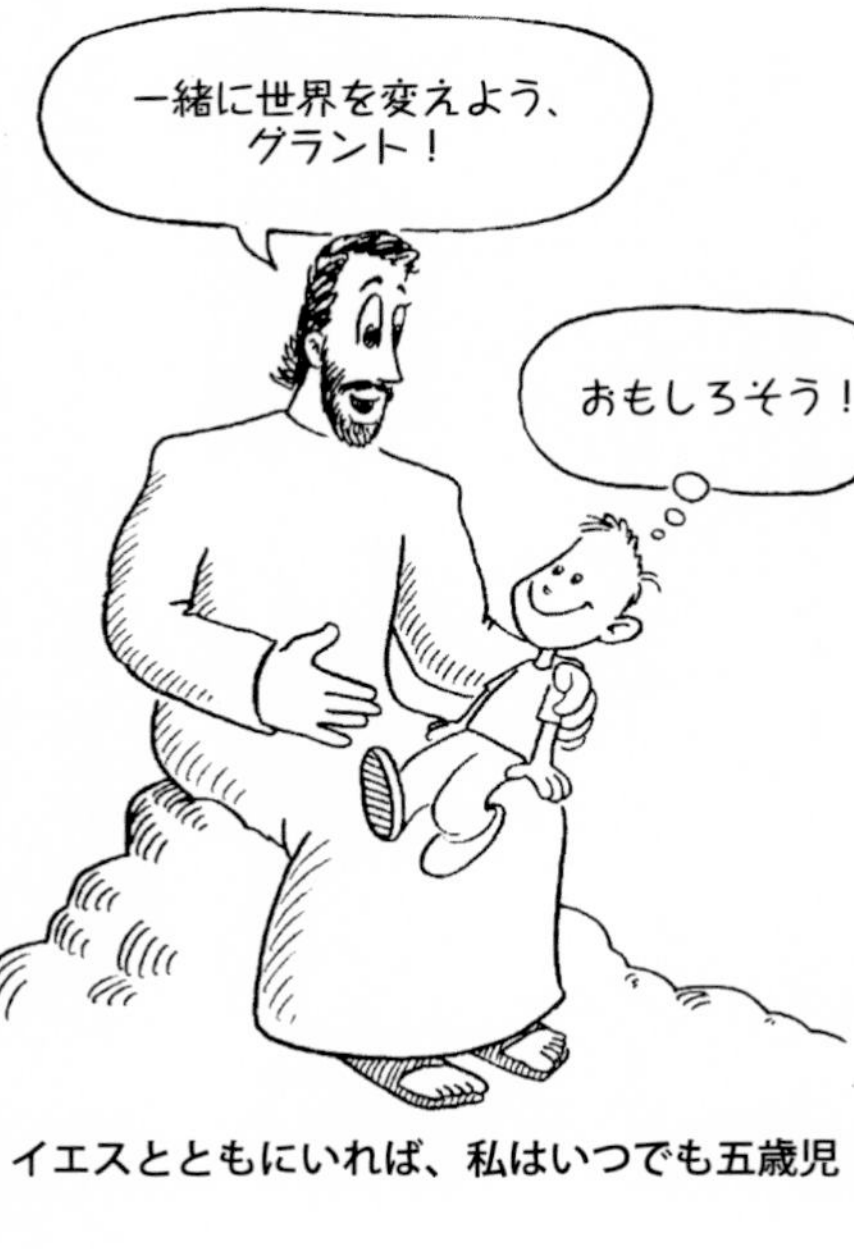

一緒に世界を変えよう、
グラント！
おもしろそう！

イエスとともにいれば、私はいつでも五歳児

から放出されるようになります。もうパフォーマンスをしたり、承認を手に入れようとしたりしなくてもいいのです。私たちは天の父からの承認をいただいている、それだけで十分です。私たちは自分が得ている神との交わりによって、イエスのように仕えるようになります。

これでもう、私は自分の欠点について悲しみ嘆いてうめくことはなくなりました。事実、それが完全に神により頼むことを思い出させてくれるので、喜んでいるくらいです。神のみまえでは、私たちはみな実際はたった五歳であって、神の膝の上に座っているのですから、私は神により頼んでいる自分を楽しんでいます。神が私たちに期待していることは、ただ彼を愛し、従うことだけです。パフォーマンスをして神の関心を惹こうとすることを、あきらめていいのです。神が私を抱っこして運んでいると感じることが、私は大好きです。過去には、神の承認を手に入れるために、自分がどんなにすごいクリスチャンの働き人であるかを披露するため、私は神の抱擁からもがき出ようとしていました。もし神の膝の上にとどまるなら、神が私を通して働いてくださって、より多くやり遂げることができ、その方がずっとリラックスできるのだということを学びました。私は今、自分を受け入れることができます。本当の私は、実際は私の内に住んでおられるキリストなのですから。

■祈りましょう

自分自身を受け入れるには、自分について信じ込んでいたすべての偽りをイエスに取り除いていただき、主が私たちのことをどう感じておられるのかという真実と交換する必要があります。そうすれば、私たちは心の思春期を通過して成熟していくことができます。

天の父なる神さま、私は今、あなたのみまえにまいりましたので、心の成熟と自己受容へと解放していただくことができます。

私は自分の両親を赦します。特に、父が私を十分に肯定してくれなかったせいで、自分をきちんと受け入れることができなくなったことについて、父を赦します。

両親は自分が知る限りのベストを尽くしてくれました。

天のお父さま、私が自分を価値のない者、取るに足りない者と感じ、そのように覚え込んでしまった記憶を、癒やしてくださるようお願いします。

私が自分について信じ込み、自信をもって新しい性質の中を歩めないようにさせていた嘘を、明らかにしてください。

私の霊に語りかけて、あなたが私についてどう思っておられるのかを教えてください。

そうすれば、私は自分のアイデンティティと真の価値を知ることができますから。

来て、私の本当のお父さんになってください。

この願いを、イエスさまの御名によって祈ります。アーメン。

神は、私たち人類にとって最も重要な人間関係である結婚について、深く心にかけていてくださっています。キャシーと私は、あなたの助けにもなる厳しいレッスンを学びました。続けてお読みください。

【第四章】 私たちの結婚はどこで間違ったのか

「この奥義は偉大です」（エペソ五章三二節）

私の考えでは、人生のうちで感情に基づいて行なう決断の最も重要なものは、結婚です。この決断と、それに引き続いて起こる関係は、私たちの心の状態によって大きな影響を受けます。もし私たちが精神的に病んでいると、それが結婚生活に大きな悪影響を及ぼします。結婚生活の状態は私たちの心を映し出すものですが、それは双方がとても絡み合っているからです。この本は心の回復についてのものなので、結婚について、また私たちの心がどうやってそれに役立っているか、もしくは妨げているかを、とにかく手短に見てみるべきでしょう。

結婚に関しては多くの役に立つ本がありますし、私は結婚についてのエキスパートではありません。

これは大きな問題ですし、敬虔でうまくいく結婚に必要な道具をすべて与えてくれる人など、誰一人として存在しません。とはいえ、私は結婚生活を経験し、つらい経験を通して、いくつかの重要な教訓を学びました。この章では、結婚生活を崩壊させる、人間関係の根本的な問題について目を注いでみましょう。次の章では、心と夫婦関係の癒やしのために通った私たちの経験を、私の妻・キャシーがご紹介します。これらの章が、「神は結婚生活を好転させてくださる」と信じられるよう、あなたを励ますことができますように。

私の考えでは、気性も生活背景も違う二人がともに暮らして仲良くやっていくための方法を、最もよく言い表わしている聖書箇所は、エペソ五章三二節の「この奥義は偉大です」。人がこんなにも密接に、ともに平和に暮らしていけるのは、奇跡だと私は考えています。

結婚は、神にとって非常に重要です。神は人格的交わりを愛し、他者とともにいたがるように人間を創られました。神はアダムが一人でいると幸せになれないことをご存じでしたから、エバを創造されたのです。これは、二人の大人がお互い同士と神との完璧な交わりを持っていた、最初の完璧な結婚でした。そこには、三人全員の間に、満ち満ちた完全なコミュニケーションがありました。

神は、キリストとその花嫁である教会の関係を表わすモデルとして、結婚を用いておられます。これは地上で最も力強く、持ちこたえている関係です。神はまた、両親が神の愛のモデルとなって子どもを育てるための環境として、結婚を選ばれました。健全な愛と結婚の保障は、神の愛を子どもたちに伝えるということだったのです。

アダムの堕落は、罪があらゆる人間関係を崩壊させ、汚《けが》すままにさせてしまったので、結婚は神のもともとのご計画から離れてしまいました。神は、私たちの結婚が立て直され、人がもう一度、エデンの園で持っていた交わりに入れるように、私たちの心を癒やしたいのです。

前章で、「私が男だったので仕事や家庭、教会と結婚のすべてがうまくいっていると感じていた」と書いたことを、あなたは思い起こすでしょう。私はすべてそうだと思っていました。神が私とキャシーを骨の折れる「露天掘り」を通るようにされた時、私は心の挫折の加速する流れへと無理やり追い込まれました。神は私たちの傷と弱さを明らかにされ、その時には抵抗もできませんでした。私たちをリアン・ペイン氏とジョン・サンドフォード氏の著書へと導いてくれた人々に心から感謝しています。これらの本は、私たちがその痛みの意味を理解するのを助けてくれ、回復の方向性を示してくれました。結婚に関するこの章は、私が彼ら著者たちから学んだことの概略です。あなたもぜひご自分でそれを読んでみてください。

■エデンの園で

エデンの園では、アダムとエバはお互いと語り合うのと同様に神とともに歩み、語り合っていました。彼らは二人とも完全に神に近づくことができ、心ゆくまでコミュニケーションをとり、親しく交わり、神のみまえで安心していられたのです。彼らはまったく安全で満ち足りており、愛されていましたし、完全に満たされていました。

人が堕落した時、それは彼が神を信じる以上に被造物の嘘を信じたことが原因でした。アダムはたちまち、神を意識することから自意識過剰へと移行したのです。彼は即座に自らを恥じ、自尊心を傷つけられ、神を恐れるようになりました。アダムは罪ある者となり、その罪によって神から引き離されてしまいました。この離別により、全《まった》き人格に必要な神との交わりが取り去られたため、彼は精神的に不完全な者にされてしまったのです。アダムは生まれて初めて孤独というものを知りました。自分の命と存在と、その意味の源から引き離されてしまったからです。

アダムの罪の結果として、すべての人類は神から分離した不完全な状態で生まれてきます。私たちは皆、神との関係を回復すること以外ではかなえられない、「満たされたい」という渇望と孤独を抱いています。キリストにある癒やしと完成を見出すまで、満たされることへの渇望と孤独からの気晴らしが、すべての人の人生を駆り立てているのです。

人が堕落した時、彼は神を意識することをやめ、以前は神との交わりによって満たされていた自分の人生の空虚を埋めるため、被造物を見始めました。この探求はそれ以来サタンによって食い物にされ、人々が神にあって満たされることを見出すのを妨げて、ありとあらゆる嘘と偽物を差し出しています。イエスを通して差し出される和解という神の申し出を受け取ることから、サタンは人々の目をくらませ続けているのです。

■人はどうやって空虚を埋めようとするのか

孤独と空虚感は私たちにとってあまりにも苦痛なので、その痛みを終わらせて空虚を埋めてくれる何か、もしくは誰かを探すよう駆り立てられてしまいます。私たちは必死になって満たされること、生きる意味、目的、そしてアイデンティティを探し求めます。役に立つかもしれないものを見つけると、それが何であれ自分にとって非常に大切なものとなり、私たちは心の充足のため、すぐにそれに依存するようになります。これが依存症の根幹にあるものです。空虚感から来る痛みを軽くしてくれる何かを見つけると、途端に苦痛からの逃げ道として依存するようになるのです。

私たちはどんなものにも依存します。最もよくありがちなのは有形の物質、名声、化学物質、間違った宗教、そして人間関係です。これが私たちが背を向けた神の代わりの偶像となります。こうした偶像たちは、神との交わりという、唯一で真実な全き満たしの源の代替品として、サタンが人々に差し出した偽物です。

最もよくある偶像は、人間関係です。他者との関係を通して、私たちは自分に値打ちがあり、受け入れられていると感じさせてくれる彼らの承認を探し求めています。私たちは、この承認を得るためなら何でもします。まず、私たちは自分の空虚を埋めてくれる完全な人間関係を必死に、そして独善的に探し求めます。もちろん、そんなものは絶対に見つかりません。すると今度は、自分が見出した人々の承認をパフォーマンスによって手に入れようとします。これがうまくいかないと、自分の満たされない欲求を満たすために人々を支配し、巧みに操り、コントロールし、搾取しようとするのです。それに代わる手段は、他者を満足させて承認を得るために、自分自身を彼らに操らせたり支配させたりすることです。これはサタンが私たちを引きずり込んでいく、残酷な罠です。これは常に私たちを慢性的に不幸にし、つらく孤独で、拒絶されたと感じ、満たされずに深く傷ついたままにしてしまいます。サタンはこれが大のお気に入りです。

ご説明したような他者と人間関係への依存によって、私たちは彼らにより頼むようになってしまいます。同じ理由で彼らもまた私たちに依存しているので、そこに共依存があります。あらゆる依存症のように、そこには終わりがなく、満足感の達成もありません。その空虚感は、人が背を向けてしまった神の愛でしか埋めることができないので、誰一人として心の必要を満たすだけの十分な承認は得られません。私たちがこの虚しい探索に人生を費やしていると、サタンは更に深刻な偶像崇拝、罪、そして束縛へと私たちを引きずり込んでいくのです。

この状態では、私たちは神を意識することよりも自意識過剰に陥っています。答えを求める虚しい探索の中、自分自身の内側ばかりを常に見ているようになるのです。不完全で自意識過剰になる時、私たちは不適切で自尊心が低く、自己嫌悪と嫉妬、拒絶、苦渋、そして怒りなどの否定的な考えに耳を傾けるようになります。それらは私たちの内にいる、傷ついた子どもの考えなのです。

■クリスチャンにも起こり得るのか

理論上は、クリスチャンは私が述べたような空虚感や、不完全さによる苦しみを負うべきでないといいます。クリスチャンは、彼らを全き者としてくださる神との交わりを持っているからです。しかしながら、実際はクリスチャンもこれらの問題に苦しんでいます。その人たちが心の癒やしを受け取っていないからです。神の愛が自分の空虚感を満たしてくださる時にもたらされる全きものを、彼らはまだ経験していないのです。「情緒の癒やしは、救いの瞬間に自動的に与えられるものではない」ということをいうことを覚えていてください。それはオプションであって、それぞれの信徒が個別に選び取らなければならないのです。神が差し出した心の回復をクリスチャンが拒み、王国の門のあたりで苦痛の中に身を寄せ合ってとどまることは、実によくあることです。

■結婚にどんな影響があるのか

私たちはほとんどみな、イエスだけが満たすことのできる心の空虚を満たしてくれることに期待して、完璧な関係を見出だせるよう願って結婚します。私たちは、生きる意味とアイデンティティと、無条件の愛と受容を与えてくれる人を見つけたいと願っています。もちろん、これは不可能です。ですから、絶対にそんな人を見つけることはできません。私たちは過去からの荷物を背負って、結婚生活に突入します。私たちは皆、子どもの時に学んだ機能不全な他者との付き合い方を持っており、当然ですが自分のやり方が正しくて、配偶者が普通ではないのだと思っています。クリスチャン同士の結婚は、一般の人たちの結婚と同様に大荒れになり得るのです。

前の章で、恭順な母親または妻としての役割から出てくるアイデンティティや自尊感情という嘘を、クリスチャンの女性がしばしば受け入れてしまうことについてご説明しました。

この誤解は、「女にこう仰せられた。『わたしは、あなたのうめきと苦しみを大いに増す。あなたは、苦しんで子を産まなければならない。しかも、あなたは夫を恋い慕うが、彼は、あなたを支配することになる』」という創世記三章一六節の誤った解釈から出たものです。

女性たちの中には、エペソ五章二一節が教えているように、夫が妻に服従を求め、支配することが正しいと感じている人もいます。これは神に喜ばれようとするよりも、夫に喜ばれる者

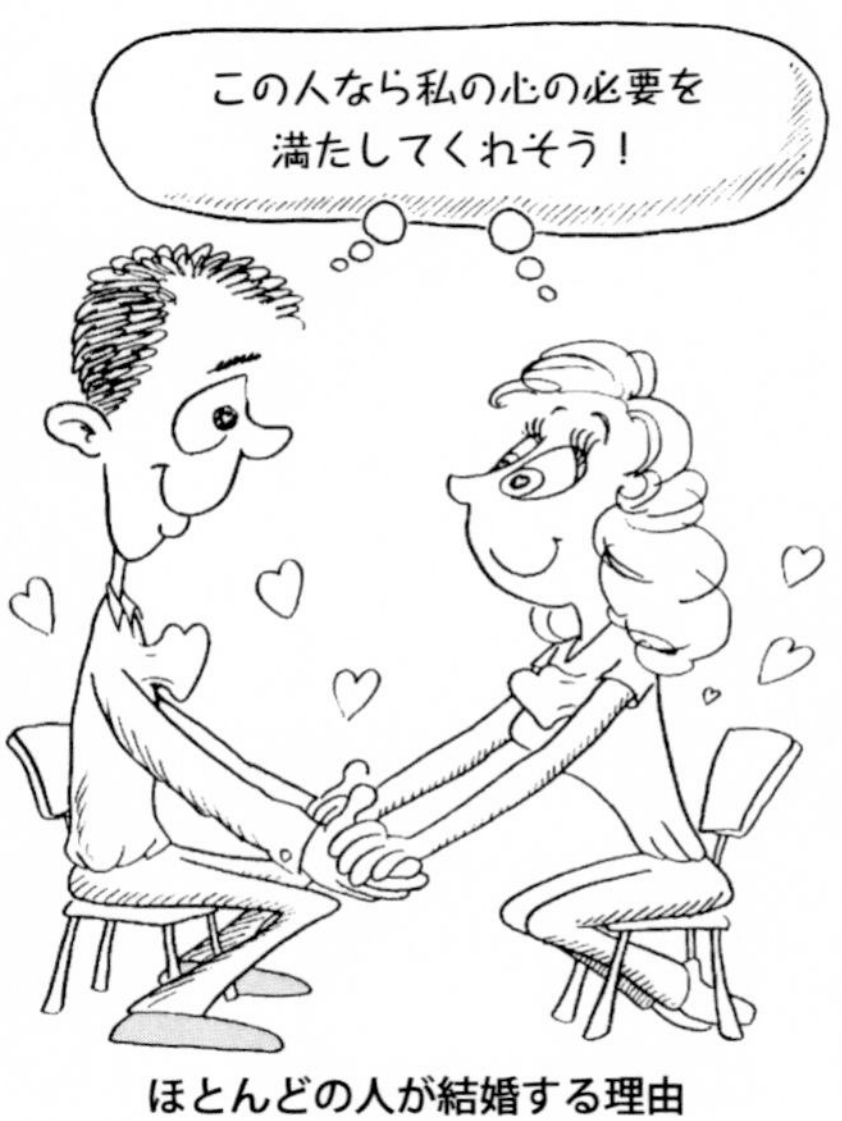
この人なら私の心の必要を
満たしてくれそう！
ほとんどの人が結婚する理由

になるよう女性たちを仕向け、夫と子どもたちを偶像にしてしまいます。最終的に女性たちが「この役割を完全にこなすことなんてできない」と悟った時、自尊感情とアイデンティティは脅かされ、家族や友人たち、そして神にさえも拒絶されることを恐れ始めます。この恐怖から逃れるために、女性たちは自分の感じている空虚さを隠し通そうとして、その役割の奴隷になってしまうのです。そして夫を怒らせることを恐れるようにさえなってしまい、夫の意志や支配に対する衝突を避けるために、神に従わなくなってしまいます。アイデンティティのために精神的に夫に依存するようになると、女性たちはますます自分の価値を貶めるようになります。そして自分の精神的必要を満たしてアイデンティティを得ようとして、夫に何か言ったりやったりすることを強いて、操作する者になってしまうのです。これはもちろん、うまくいきません。もう少し後の章で、支配したり操作したりする行動についてお話します。更に困ったことに、これが自分の癒やされていない心を満たしてくれるので、クリスチャンの男性たちはこの不健全な状況を助長《じょちょう》するのです。行きつくところの結果は、不幸で手に負えない結婚生活です。

この誤解は、クリスチャンの女性が「夫によって支配される女性という記述は、（神の）命令であると理解するべきだ」と思い込んでいることから起こります。これは、実際はイエスが解放しようとして来られた、堕落した世界にいる女性の状況を記述したものです。

創世記三章一九節で、神はアダムにこう言われました。「あなたは、顔に汗を流して糧を得、ついに、あなたは土に帰る。あなたはそこから取られたのだから。あなたはちりだから、ちりに帰らなければならない」。これは、男性が働き手となり、導き手となることを意味しています。

男性が癒やされていない心を持っていると、彼は自分のアイデンティティを仕事に見出そうとして、パフォーマンス依存になってしまいます。私が既に記したように、これによって彼は成功やお金、名声、力、地位、影響力、そして物質的なものを偶像視するようになります。両親が彼に必要なだけの承認を与えていなかった場合、彼は精神的な思春期のまま行き詰まり、虚しさ、自己嫌悪、そして劣等感に苦しめられます。これらすべての不健全な感覚は彼を支配的にさせ、自分の満たされなかった欲求を満たすために妻をコントロールし、操作するようになります。

妻は当然のことながら、夫の承認を得るためと、彼を満足させるために、彼に服従します。二人の傷ついた配偶者同士がお互いの傷と束縛を強化し、果てしないサイクルにとらわれていく姿を、容易に見ることができます。そのサイクルは、キリストによってのみ見出すことができる「全きものへの満たし」という現実の必要を、絶対に満足させられません。彼らはお互いと、神と、そして同じ機能不全な振る舞いを学んでしまう子どもたちと、まともな関係を立て上げることは絶対にできないのです。

■独身の方へ

ここで、独身の方々への、とても強いメッセージがあります。承認や目的、意味など、「自分の精神的な必要を満たしてくれる誰かとの結婚」という罠に陥ってはいけません。それは絶対にうまくいきませんし、自分の要求をどうあっても満たすことのできない配偶者によって拒絶されたと常に感じる、不幸な結婚生活を送ることになってしまいます。

健全で実りある結婚をするには、あなたは配偶者を選ぶ前にキリストにある全き満たしと心の癒やしを受ける必要があります。精神的な共依存の罠に囚われて過ごすよりも、独身のままでいる方が、ずっとましです。

■この窮地から、どうやって抜け出せるのか

こうした機能不全のあらゆる人間関係の原因は、今一度言いますが、心の束縛です。前にも言いましたが、心の束縛の鎖には三つの環があります。あなたが心を解放され、健全な人間関係を持ちたいなら、三つともすべてが癒やされなければなりません。もしあなたがうつ病のような脳内化学物質の不均衡によって苦しんでいるなら、それがすべての人間関係をひどく崩壊させていることでしょう。あなたがもし、嘘で自分の思いをいっぱいにする闇の声を聞いていたり、過去からの癒やされていない傷を負っていたりしたなら、あなたの人生は苦しいものになってしまうでしょう。これらの鎖を打ち壊してくれる医師やカウンセラーのところに行くことを、ためらわないでください。

あなたの人間関係を解放するには、まずあなたは自分のアイデンティティや自尊心を見出すため、偶像を作ってしまっていたことを自覚しなければなりません。その偶像というのは、実際には配偶者や役割、教会などの「良いもの」かもしれませんが、あなたのアイデンティティの源である神の座を占めてしまっているのです。あなたの偶像がどこにあるのか示してくださるよう、神にお願いしてください。そして、あなたに健全な精神を与えてくださるキリストの完成したみわざよりも、そうしたものたちを信頼してしまっていたことを悔い改めてください。

私たちは改めて、自分の存在の意味と目的、アイデンティティ、自尊心と承認の、唯一で真の源である神に焦点を合わせなければなりません。イエスが私たちの内におられ、私たちを通して生きてくださるので、私たちの心が全きものになるため必要なものは、彼がすべて与えてくださいます。もはや人を喜ばせようとすることや、他の人の意見の奴隷になる必要はないのです。私たちは自意識過剰の状態から、神を意識する者へと戻ることができ、アダムの罪の影響を覆《くつがえ》すことができるのです。もはや、受容や承認を得るために働く必要はありません。私たちは神の大切で価値ある子どもなのですから、それは神から無償で贈られていますし、私たちのものなのです。私たちはリラックスし、満たされ、サタンの嘘の不安定さから自由にされています。受容や承認を得ることのために配偶者に依存したりせず、自分の必要を満たしてくれないからといって、相手に怒ることも、もうありません。

エペソ四章二二節から二三節に、こう書いてあります。

「その教えとは、あなたがたの以前の生活について言うならば、人を欺く情欲によって滅びて行く古い人を脱ぎ捨てるべきこと、またあなたがたが心の霊において新しくされ……」。

イエスに来ていただき、古い自身を処分していただいて、キリストにあって完全に満たされた新しい自身を受け入れなければなりません。イエスが私たちの内におられ、私たちを通して生きてくださるので、一度は断絶されていた神との交わりは、今や修復されました。私たちは神のそば近くを歩み、恥や恐れから解放され、神の愛と友情を楽しむ状態に戻ることができるのです。もう自分のアイデンティティや全きものへの満たしを探し求める必要はありません。自分の内におられるイエスから、それをずっと受け取り続けることができるからです。

家庭での真の指導的立場は、夫が継続的に自分のアイデンティティや安心、安全、そして自信をイエスから受け取っている時に成立します。その時、夫は謙遜でありつつ自信を持ったリーダーとして、妻が神からアイデンティティを与えられるようにさせ、割り当てられたリーダーシップに参加するようになります。彼は妻の尊敬を受けるに値する者となり、妻は夫に従いやすくなります。男性がバランスの取れたリーダーである時は、女性しか貢献できない特有の賜物が必要なのであって、妻によって脅かされることではありません。結婚が神の意匠どおりである時は、配偶者は双方とも欠けのない精神と心でキリストから自身のアイデンティティを受け取り、愛のうちに互いを受け入れ、子どもたちにイエスのご性質を反映していくようになるのです。

結婚の共依存から脱する道程を始めるには、エペソ五章二一節を誤用して妻を支配し、自分の必要を満たすことを妻に要求していたことを、まず男性が悔い改めなければなりません。自分の役割にアイデンティティを見出すよう女性たちを促していた過ちを悔い改めます。家庭での霊的リーダーシップの役割を放棄し、成功と実績を自分の偶像にしていたことを悔い改めます。自分たちが女性に課していた鎖から今、彼女たちを解放し、彼女たちがキリストの内に自分のアイデンティティを見出すため立ち上がるのを見守ります。

女性は、自分のアイデンティティを妻や母親、そして娘としての役割に求めていたことを悔い改めなければなりません。イエスが唯一のアイデンティティの源であることを受け入れ、自分を支配していた男性を赦します。そして女性も自分の必要を満たすために男性を支配していたことを悔い改めなければなりません。

悔い改め、赦し、自分の偶像に背を向ける時、イエスは私たちの関係を癒やしてくださいます。そんなことが可能だなんて簡単すぎる、そう聞こえることもわかっています。次の章では、私の妻・キャシーが私たちの結婚における共依存を神がどうやって明らかにされたのか、そしてどうやって神が私たちを解放へと歩ませてくださったのかをご説明します。あなたの言う通り、そんなに簡単なものではありませんでした。事実、それは私たちの人生の中で、最もつらい道程だったのです。

【第五章】 私たちに何が起こったのか ―― キャサリン・マレン

「あなたがたは、なおもどこを打たれようというのか。反逆に反逆を重ねて。頭は残すところなく病にかかり、心臓もすっかり弱り果てている。足の裏から頭まで、健全なところはなく、傷と、打ち傷と、打たれた生傷《なまきず》。絞り出してももらえず、包んでももらえず、油で和らげてももらえない」（イザヤ一章五～六節）

どのようにして神が私たちの結婚関係を癒やしてくださったのか、ご説明する機会を与えていただけたことを感謝します。私たちは、「露天掘り」の経験を通らされました。それは、私たちが自ら作り上げた機能不全のパターンの中でこれ以上生き続けることを、神が望んでおられなかったからです。神が私たちを結婚という形で結びつけてくださったのだという確信は、心の変容の痛みと取り組む上で、とても役立ちました。この章によって、神があなたを変え、あなたの結婚関係を作り直すため、あなたの人生に働きかけていてくださるという自信と慰めを得ることができますように。

■完全に機能不全な結婚生活

その当時、私たちは十三年間の結婚生活を送っていました。落ち着いたクリスチャンホームで育ち、生まれた時からクリスチャンとして過ごしてきて、キリストがこのみわざを一九九五年に始められるまで、私たちが気づくような明白な問題は何もないように見えました。

婚約し、結婚前のカウンセリングとアンケート調査をしていた時、重要な問題への取り組み方がほとんど同じであることに私たちは気づきました。時折、グラントが何かをする方法が「普通」じゃないということを感じてはいましたが、ひとたび信仰、お金の管理、子どもの養育という本質的な領域のこととなると、私たちは基本的に同じ方法で取り組んでいました。結婚生活を始めるにあたり、私たちはとてもしっかりした土台を持っているように見えたのです。新婚旅行の後、やらなければならないことがある際には、時たまあちこちで衝突がありましたが、ほとんどの場合、生活は平穏に見えました。

私たちは、お互いにどんなに依存していたか、気づいていませんでした。自分たちは普通だと思っていたのです。もしあなたが私たちを「共依存だ」とか「機能不全だ」と看破《かんぱ》したとしても、私たちは完全に否定したでしょう。自分が落ち着くために配偶者に依存するのは危険なことだと、私たちは知らなかったのです。気分が良くないと感じた時、私は夫のところに行き、気持ちが晴れるようにしてもらおうとしていました。私たちはそれが普通だと思い込んでいたのです。

私は妻として、母親として、娘として、女性の聖書研究会のリーダーとして、女性のミニストリーのリーダーとして、教会の託児係として、子どもの教会学校教師として、そして他にも頼まれたことについて何でも、そこでの自分の役割に意義を見出すことに長けていました。私はとても忙しく、効率的にうまく仕事をこなしていたので、そこに自分の存在意義を見出していたのです。これは認識を改めるのが難しいパターンでした。

一九九五年の夏、私たちの不平不満の段階が始まりました。グラントの場合、神が挑発しておられたので、生活に不満を抱く時期に入っていました。私たちは長期の海外旅行に行ったのですが、帰国と同時に私の心が折れてしまったのです。「今までやってきたようなやり方では、もう続けられない」ということだけは、私にもわかりました。なぜかはわかりません。私には、何が起こっているのかわかりませんでした。私の内側は衰弱し始めましたが、それでも外面的には、自分の役割を維持し続けていました。教会のほとんどの人は、何かがおかしいなどと露《つゆ》にも思わなかったでしょう。自分がそんな混乱した状態のど真ん中にいるのに、聖書の学びを導き続けるのは本当につらかったです。

私は祈りに多くの時間を費やしました。教会で行なわれる祈りのミニストリーのあらゆる機会を逃さないようにしましたが、自分の心の内側をうまく処理することができませんでした。事態があまりにも悪くなっていったので、私たちはカウンセラーの助けを得なくてはならなくなりました。これは私にとっては大きな一歩でした。私は「カウンセリングなんて、とても受け入れられない選択肢だ」と感じていたからです。カウンセリングを必要とするのは、本当にどうしようもなくなった人たちだけだと思っていたので、私がカウンセリングを受けることに同意したのは大きな変化だったのです。

後から考えてみると、自分たちが向かっていこうとしていた方向へ行くのを止めるために必要な、強烈で明確な痛みでした。こうして神は私たちを引き返させ、私たちの人生に何事かを始められたのです。

■配偶者にのしかかる

私たちが創られた時、神は私たちをご自身との「縦の関係」の中で胸を張って立つようにデザインされました。その関係の中で、私たちは神から愛や心の充足など、すべての必要を直接受け取ることができるのです。この神との関係と、どのようにして人がそこから落ちてしまったかを、私は巻末の参考書籍リストにあるリアン・ペインの本から学びました。

私たちの結婚生活において、私はいつも自分の心の必要を満たしてくれる存在として、そして彼から何かを得ることを期待し、要求しつつグラントを見ていました。同様に、彼も私に何かを期待していました。これは共依存関係の中で暮らしている場合に、お互いの上にのしかかっている状態です。私たちの神との縦の関係においてのみ得られる必要を、相手に満たしてもらおうとしていました。私たちのねじ曲がった夫婦関係は、縦の関係に常に打ち勝っているように見えました。

私は神よりもグラントからの承認を求めていたので、知らず知らずのうちに、グラントを偶像にしてしまっていたのです。基本的に私は、神が自分にご計画を持っておられるということに気づいていませんでした。「主われを愛す」という歌から、神が私を愛しておられることは知っていましたが、何も感じていませんでした。自分にその資格があるかどうか考えてさえいなくても、グラントに認めてほしかったのです。「自分は彼の必要を何も満たしていない」と知っていても、私は彼に「君はそれでいいんだよ」と言ってほしかったのです。いずれにしても、実際に私が彼の必要を満たしていなかった時、彼は私を安心させてくれなかったので、私は拒絶される痛みを感じていました。

私が常にグラントを肯定してあげられなかったので、彼はまるで尻尾を足の間に垂れ下がらせた傷ついた子犬のように、「拒絶された」と感じて歩み去り、問題は双方向に向かいました。私たちはこの拒絶に名前もつけられないまま、行きつ戻りつしていたのです。問題は潜在意識下に存在していましたが、何がいけないのか、私たちには明らかにすることができませんでした。私たちはお互いの期待を、絶対に満たすことができなかったのです。

■まっすぐにされる

お互いに向かって身を屈《かが》めるのをやめて、神に向かって縦方向になるのは、非常に難しいことでした。私たちは自ら望んでそうしようとしたわけではありません。前に触れたように、旅行から帰って来た時、私はそうさせられたのです。以前やっていた方法でグラントにつながることは、もうできませんでした。以前のように生活していくことは、もうできなかったのです。

私の心が折れた時、精神衛生に専門的に携わる医師と結婚生活を続けることは、非常に難しいと感じました。グラントは自分の「分析モード」に入り込みました。彼は私に医師らしい問診をして、私の状態を把握しようとしました。「それはこういうこと?」「ああいうこと?」、そして「これについてはどう感じる?」「あれについてはどう思う?」などです。

何年もの結婚生活の中で、彼は何もかも自分に話すように、そして彼の質問に答えるように私をしつけてきました。結婚した当初、私はあまりうまく自分の意志を伝えられなかったので、そうすることを学ばなければなりませんでした。時が経って、何かが起こった時には、私はそれが起こったとおりに、いつ、どうして起こったのかを報告することができるように学習していました。彼に会う度に、病歴を報告するようなものです。

私たちの意志の疎通は良くできていましたが、それも共依存の一部でした。彼は私の生活に起こることは何もかも知っていなければ気が済まないし、彼もまた自分の生活に起こったことを何もかも報告してきました。私たちは、お互いの生活の中に存在せずにはいられなかったのです。グラントに苦しい胸の内を分かち合う時、私は彼に肯定してもらい、元気づけてもらうことを当てにしていました。私たちの癒やしのプロセスの一歩は、その手の依存するやり方で意思の疎通をしないということでした。その結果、結婚生活における主要な拘束力が私たちから取り除かれました。その過剰なほどの言葉による親密さと共依存関係は取り除かれましたが、これは双方にとって、とてもつらい体験でした。

そのため、私たちは延々と続く「互いに相手を受け入れず、認めない」という感覚の中に投げ込まれたからです。私たちはどちらも、相手の心の必要を満たすことができませんでした。

グラントに依存することをやめたといっても、神から肯定してもらうための縦の関係にはまだなれないという、とても苦しい時期がありました。誰からも心の必要を満たしてもらえなかったので、私は途方に暮れました。私たちを分断した、人生のこの困難な段階を通して、そこにあったのは神への、そしてお互いへの深い献身だけでした。

苦しい七カ月の後、グラントの神との関係が前例のない方法で動き出した時、希望の最初の光がさしてきました。彼は自分の心の必要を満たしてくれる神との縦の関係を持ち始めたので、もはや私に依存しなくなったのです。出張で出かけていた時、彼は自分の人生を変える二冊の本を読みました。ジョンとポーラ・サンドフォード夫妻の "Waking the Slumbering Spirit"（邦題『霊的情熱の回復――眠っている霊を目覚めさせる』）と、フロイド・マックラング氏の "The Father Heart of God"（邦題『神の父なる心』）です。家に帰って来た時、彼はこう言いました。「私の霊は目を覚ましましたよ。私は天の父との交わりを始めたんだ」。彼は神から直接的に肯定を受け取り始めたのです。

■受け身であることの問題

落ち込み、敗北感に打ちのめされた一〇カ月の後、グラントとカウンセラーは私が医学的に抑うつ状態に陥ったことを心配していました。私の気分は数カ月にわたって落ち込み、この低調から抜け出せずにいました。それでも鑑定によると、私にはグラントのチェックリストにあるような「空回りする思考」も「集中力の低下」もありませんでした。私はただ、とてもとても低調だったのです。詩篇二三篇には、「死の陰の谷」が出てきます。まさに、私は深い谷の底を歩いているように感じていました。そこはとても暗く、寂しくて、困難でした。その聖句は、杖《つえ》と鞭《むち》についても言及しています。その杖と鞭が私のあごを引き上げ、その道この道へと私を少しばかり押し出していることを私は学んでいました。杖と鞭は私を正し、まっすぐにしていくので、私は立ち止まって、グラントを見る代わりに、正しい方向を見始めるのでした。

この頃、私は自分が受け身の人間だったことに気づき始めました。私は結婚においても受け身で、肯定してもらうためにグラントを見て、自分に起こってくることに身を任せ、目の前に出てくるものを手にしていたのです。このパターンが、下り坂の間に悪化していました。そして私は自分がその受け身の状態から脱することを恐れていることにも気づき始めました。「どうせ何も変わらないのだから、受け身の状態から出ていくべきではない」という、敵が植えつけた嘘を私は信じていたのです。もし私が良くなったとして、その後もグラントが変わったままでいるという確信がありませんでした。彼の身に起こった良いことを見ていながらも、それは単に私を治すためのもので、私が良くなってきたら、すぐに彼はまた元どおりに戻ってしまうのではないかとも考えていたのです。そこにあったのは、まさに共依存の思考パターンでした。

また、「回復という未知の世界に飛び込んでいったら、神が私を受け止めてくれる」と信じていいのかどうかも私にはわかりませんでした。父としての神と私の関係は、実に希薄なものだったのです。私はこの信頼の足りなさを悔い改め、心を新しくしてくださるよう神に助けを求めました。そうすれば、あの嘘を信じることを全部やめられるからです。これは、時間がかかるプロセスでした。

谷間にいた間、カウンセラーは私に関する預言的なイメージを思い描いていたそうです。私は、自分が牢獄にいて壁にくくりつけられており、首、手首、そして足首の回りに枷《かせ》をかけられているように感じていました。私の身体はやせ衰え、明らかに長らくそこに留め置かれていたことが見て取れました。このイメージの面白いところは、実際には私をつなぐものなど何もそこになかったということです。私は牢獄の中に立っていて、「自分は意志に反してそこに囚われていて、動くこともできない」と信じていたのです。私がするべきことは、そこを見回して鎖などないことと、枷が開いているのを見て、ただ歩いてそこを出ることだけでした。もしあの

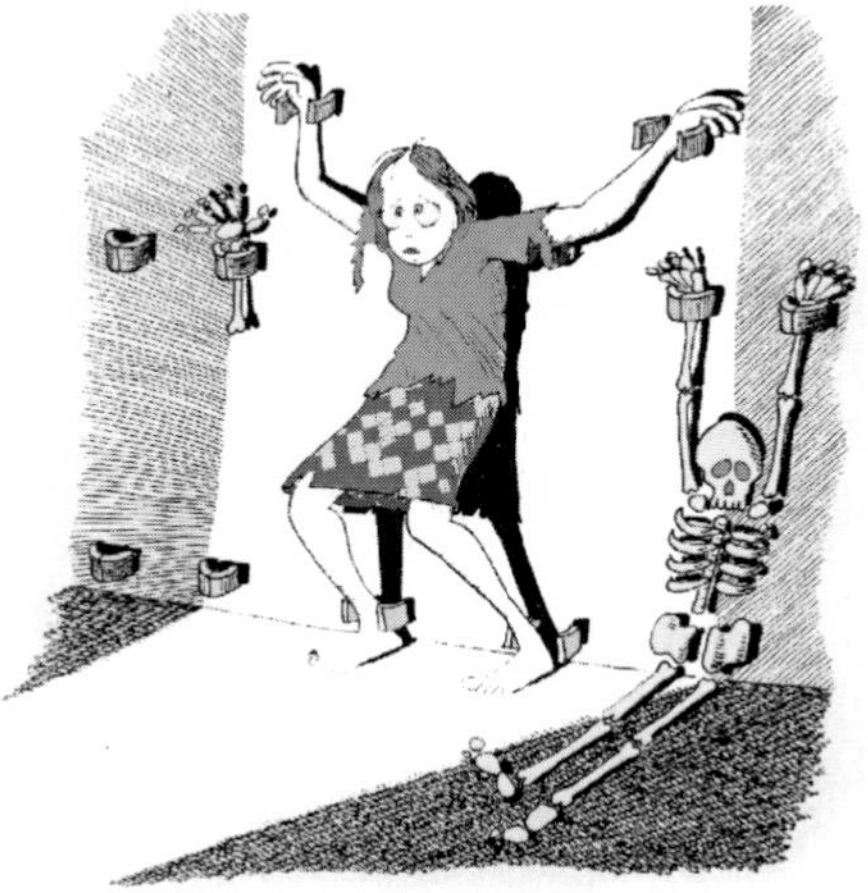

私を拘束するものなんて本当は何もなかった

嘘を信じることをやめたとしても、私はただとても弱っていて、実際に動くこともできなかったのです。

後に、祈りの中で、ついに自分は自由になったのだとわかった時、私は神に言いました。「神さま、私をここから連れ出してくれますか？　私はもうここにいたくないのです。外に出たいです」。私は神に自分を抱いて牢獄から連れ出し、治してくださるようお願いしました。驚いたことに、神の答えはシンプルに「ノー」でした。神は私をその牢獄から連れ出してはくださらなかったのです。私は絶望しました！　それは、私が自分自身で何かをしなければならないことを意味していましたが、自分にはできる気がしませんでした。私はまだ非常に怖がっていて、歩いて出て行けるほど霊が強くなかったのです。受動性が勝利し、私は動かないままそこに取り残されてしまいました。

■この世の処方箋

その年、私たちは夏の休暇に出かけました。それは私が自分のカウンセラーに六週間も会えないことを意味します。彼はおそらくホッとしたでしょうが、どうやってグラントとやっていけばいいのかと、私はパニックになってしまいました。キャンプに行く支度《したく》をしていると、グラントは私の回復のために読んだ方がいいと思った本を手渡してきました。彼が勧めたのは"Waking the Slumbering Spirit"（邦題『霊的情熱の回復――眠っている霊を目覚めさせる』）と"The Father Heart of God"（邦題『神の父なる心』）の二冊でした。彼はこの本が自分に効いたのだから、私にも効果があると思ったのでしょう。彼は自分に役立ったのと同じ処方箋を私にもくれたのです。

私が休暇の間に読もうと思って選んでいたのは私たちの娘の本で、ルーシー・モード・モンゴメリの「赤毛のアン」でした。娘の年頃にそれを読んだことがなかったし、いつも読みたいと思っていたからです。私はグラントのリストにある本をちゃんと読んでから、それを読むことに決めました。

ところが、私はグラントの本を読むのに苦労しました。それは私にはまったく役に立たなかったのです。グラントは、「心の回復はちょうど医学的回復と同じなのだ」という教訓を学ばなければなりませんでした。誰かに効果のあった治療法が、同じような症状の他の人にもいつも効くとは限らないのです。

自分で読もうと思っていた本を手にした時、私はすっかり主人公のアン・シャーリーに心惹かれてしまいました。キャンプの焚き火のそばに座り、「なんてステキな子なの？」と考えていたのを覚えています。私はすっかり彼女が気に入りました。彼女は本当に面白い人ですよね。すると、神が一つの考えを私の心に投げ入れました。「アンは目覚めた霊を持っている。これこそが私にあって生きている感じだよ」。これが私にとって、目覚めている霊とはどんなものかという、最初のひらめきでした。私は、「主人公のアンのように目覚めている」という考えに惹かれていきました。神はこの世の本を用いて、変わろうとするための動機を私にくださったのです。これは本当にすごいことだと思います。

私が満たされる必要のあるところで、主は満たしてくださったのです。

■意志の癒やし

私たちは休暇から戻ると、パストラル・ケア・ミニストリーのリアン・ペイン氏のカンファレンスに出席する準備を始めました。これらの会合は精神的な挫折に癒やしをもたらしてくれると聞いていました。私たちは挫折していましたし、助けが必要でした。このカンファレンスに備えて、私たちはペイン氏と彼の同労者たちの著書をほとんど読みました。

その中の一冊はマリオ・バーグナー氏の〝Setting Love in Order〟(邦題『愛の清算』)でした。バーグナー氏は元男性同性愛者で、彼の父親との虐待関係について書いていました。彼は自分が精神的に行き詰まった、人生のある時点までの経過を説明していました。彼は人生やミニストリー、自分がやってきたすべてのことに取り組むにあたって、受け身でした。私は「何だか聞き覚えがあるわ」と思いました。私もちょうど彼と同じように感じていたのです。私は受け身でしたし、何か変えようという意欲もなく人生をやり過ごしてきて、何かを自分でしようとも思えなかったのですから。

バーグナー氏の本には、彼が神に「私の意志を癒やしてください」と祈った祈りが記載されていました。これは私には奇妙なことでした。私は「自分の意志が砕かれるように求める」という神学の下で育ってきたからです。私たちはキリストに服従するべき者で、それに反して自分の意志を働かせることを望まないはずです。バーグナー氏は、「私たちの意志が癒やされると、神のみこころが自分の心になるので、私たちはもっと神とともに働きやすくなる」と説明していました。

彼が記載しておいてくれた祈りを用いて、私も自分の意志の癒やしについて明確に祈ってみることを決心しました。私は神に「私の意志の傷ついているところを癒やしてください、そしてそれを強くしてください」とお願いしました。そうすれば、自分の意志を神のみこころと一つにすることができるからです。そして私は、神に従い、従順になるための力をくださるよう祈りました。私は自分の意志を砕いてきた、権威の下にあった人々を赦しました。そして他の人が自分に影響を与えるままにするのではなく、自分の人生に責任を負い始めました。それが、私が神との縦の関係に入り始めた転機でした。神に自分の意志の癒やしをお願いした時、立ち上がって自分の牢獄から踏み出していくことが霊的に可能になり始めたのです。

■回復

一カ月後、結果が見え始めました。教会で「女性の日」というものがあって、講師が口にした何かによって、私は自分が変わり始めていることに気づいたのです。私の霊が飛び上がって、「そうよ、私は良くなってきてる！」と言いました。私は「自分は回復した」と仮定して歩き始めました。それはもはや「いつか、だといいな」ではなく、「そう、私は良くなってきてる！」でした。私に目的がもたらされ、ピリピ二章一二～一三節の「そういうわけですから、愛する人たち、いつも従順であったように、私がいるときだけでなく、私のいない今はなおさら、恐れおののいて自分の救いの達成に努めなさい。神は、みこころのままに、あなたがたのうちに働いて志を立てさせ、事を行わせてくださるのです」を実行できるようになり始めたのです。この時に至るまで、神が私の人生に計画しておられることをやり遂げるために、神に協力することができませんでした。私はただのゼラチンの粒であって、何もかも取り込んで動けずにいたのです。

グラントは、私が祈ってから二カ月後に、自分の意志の癒やしのために祈っていましたが、それが私たちの結婚生活が大きく変わるきっかけとなりました。それは彼の上に霊的な何かが起こったもう一つの転機であり、私に影響を及ぼしました。彼の受動性が減少し、まったく突然に、私は自分たちの結婚生活に希望を抱きました。彼の霊が責任を負い始めたので、私の霊の中で何かが反応したのです。彼の霊が神とともに働いて家族を率いていくことができるようになり、彼はしかるべき指導力を奮い起こし始めて、私の霊がそれを即座に感じ取ったのでした。彼に従えること、私たちは一緒に動けるということが、私にもわかりました。

あの偽りの牢獄から出ると、私は一人の人間として強くなりました。ますます目的意識を持つようになったのです。もう今は自分が何者かを知るためにグラントに頼る必要がなくなりました。神がそれを処理してくださるからです。私は肯定してもらうために、グラントではなく神のもとへ行くようになりました。グラントと私は、もうお互いを脅かすことはなくなりました。もしグラントが彼のミニストリーや仕事の何かを変えようとしていても、かつてのように私に影響が及ぶことはなくなりました。私が自分の足で安定した地盤の上に立っているからです。彼に何らかの変化があったとしても、私はもう揺らぎません。いつも彼の必要に応じて私が面倒を見ていなくても、彼はもう脅かされることはないのです。

私の霊が息を吹き返したことによるもう一つの祝福は、以前は感じなかった新しい喜びと創造力を礼拝で感じるようになったことです。私はいつでも何かしらクリエイティブではありましたが、いつもは実用本位のものだけを作っていました。私は服を縫い、カーテンや役に立つ品物を作ったりしていました。今は礼拝用の旗や垂れ幕などを作って礼拝の時に使うのを楽しんでいます。礼拝に対する愛が高まり、私は新しくてクリエイティブな方法でそれを表わすことができるようになりました。何よりも、神が私を喜んでいてくださることがわかります。私のウェブサイト（liftedup.ca）で、制作した礼拝用の垂れ幕を見てみてください。

パストラル・ケア・ミニストリーズのカンファレンスは、私たちの人生の転機でした。リアン・ペイン氏やマリオ・バーグナー氏らが心の回復について説明し、祈っていく中で、私たちの鎖は剥《は》がれ落ちて行きました。私たちは変えられた人として家に帰ってきたのです。カンファレンスは、長きにわたる癒やしのプロセスの頂点に立つもので、ついに私たちの頭は「水面の上に出た」のです。そこで私たちが経験し、学んだことは、グラントのミニストリーを変えるほど奥が深いものでした。あなたもこの本の中にリアン・ペイン氏の影響を見ることができると思います。

私の意志を強くし、夫婦二人の心を癒やしたこの全プロセスは一年に及び、今も続いています。それは終わりのない祈りと苦痛、そしてカウンセリング予約の一年でした。解放と、肯定と、悔い改めと赦しの時でもありました。私たちにとって二度にわたる大きな転機は、私の挫折というプロセスを通して共依存が壊されるよう強いられたことと、神とともに前に進むため、私たちの意志が癒やされたことでした。

神との縦方向の関係のため「まっすぐにされる」プロセスは、ずっと続いています。あなたは顔を上げ、自分への肯定を主からいただくことを覚えていなければいけません。これは常に裁くことを手放し、絶えず互いに赦し合うプロセスです。あなたが縦の姿勢を続け、神との関係を養っていくならば、あなたと配偶者の関係も神が意図されていた姿になることができます。あなたは以前のように配偶者から肯定されることを渇望したり、それを手に入れようとしたりしなくなるでしょう。

■祈りましょう

あなたの意志が癒やされるように、そしてどんなにあなたの人生が変えられるかを見るため、ご一緒に祈りましょう。

天の父なる神さま、あなたが私の人生にもたらそうとしていた変化に抵抗していたことを、私は悔い改めます。

被造物や人間関係を、あなただけが満たすことのできる心の必要を満たすためのものにしてしまっていたことを悔い改めます。

あなたがどう言っておられるかということよりも、

自分のしていたことの中に自分のアイデンティティを探していたことを悔い改めます。

お父さん、今、私の意志の傷ついていたところを癒やしてくださるようお願いします。

私の意志を傷つけていた、または砕いていた過去の人物を明らかにしてください。

（※あなたを傷つけていた人について、聖霊にあなたの心に語りかけていただくようにします）

今、主よ、私に対して罪を犯していた人を赦すための力と恵みを与えてください。

（※その人の名を呼んで）イエスの御名によって、あなたが私に対して罪を犯していたことを赦すことを選び取ります。

お父さん、今、私の意志を修復し、力を与えてください。

私は自分の意志があなたのみこころと一つになるようにしたいのです。

今、あなたに従い、従順になれる意志を私が持つようになったこと、これからは私の人生が違ったものになることを感謝します。
これらの願いを、イエスの御名によってお祈りします。アーメン。

この章があなたの力となり、あなたの心と人との関係に希望を持てるよう願っています。それではグラントに続きをお願いしましょう。

【第六章】　あなたを信頼し、恐れません

「見よ。神は私の救い。私は信頼して恐れることはない。ヤハ、主は、私の力、私のほめ歌。私のために救いとなられた」（イザヤ一二章二節）

恐れは、すべての人が向き合わなければならない障害物です。神は私たちがどのように恐れに対処するのか関心を持っておられます。それで聖書には恐れについて多く記されているのです。聖書の中の偉大な人物と、彼らがどのように恐れに対処したのかを見てみましょう。

■信仰の英雄は恐れたことがない？

恐れについての最初の記述は、創世記三章一〇節の「彼は答えた。『私は園で、あなたの声を聞きました。それで私は裸なので、恐れて、隠れました』」という箇所です。恐れの問題は明らかに、最初の人類にまではるかに遡るのです。恐れは、罪の直接的な結果として、彼の心と思いに入り込みました。アダムは、神を信じることより知識の方を重要視するという誘惑に陥った時、罪を犯したのです。

アブラハムは、族長、信仰の英雄、国々の父がどのように恐れを扱ったかという一例です。

「どうか、私の妹だと言ってくれ。そうすれば、あなたのおかげで私にも良くしてくれ、あなたのおかげで私は生きのびるだろう」（創世記一二章一三節）

アブラハムが自分の命のために恐れた時、彼は自分の保身のために妻をすっかりあきらめようとしたのです。自分勝手の極みであるこの露骨な罪は、一度ならず二度までも起こり、彼はいずれの場合も叱責を受けています。これは、信仰の人であっても、自分の行動の重大性を知っていながら、いかに恐れに打ち負かされて愚かな行動に出てしまったかを明らかにしています。彼はまだ神を信頼することを学んでいなかったのです。

ペテロは実際にイエスとともに歩んでいたのに、あまりに恐れたため、取るに足りない奴隷の少女の前でイエスを否認してしまいました。

エリヤは天からの火を呼び求め、バアルの預言者たちを焼き殺したばかりでしたが、次のようなことが起こりました。

「するとイゼベルは使者をエリヤのところに遣《つか》わして言った。『もしも私が、あすの今ごろまでに、あなたのいのちをあの人たちのひとりのいのちのようにしていなかったなら、神々がこの私を幾重にも罰せられるように』。彼は恐れて立ち、自分のいのちを救うために立ち去った」（第一列王記一九章二～三節）

神の力のあんなにも超自然的なデモンストレーションの一翼を担った後でさえ、彼は女王の脅しによって恐怖に満たされてしまいました。エリヤの心には、神を完全に信じるということを未だに学んでいない領域があったのです。

神への信頼が薄くなっていた時、聖書の英雄たちが恐れとしばしば戦ったことは明らかです。怖がっている時、私たちは皆、同類で、これは共通の問題です。アダムが罪を犯して以来、恐れは人生につきものになっていますが、恐れに人生を支配させないための手段も神は私たちに与えてくださっています。

■不安と恐れ

不安は悪いとばかりは言い切れません。実際のところ、不安は私たちを危険から守るために意図された、神からの賜物です。不安は、危険かもしれない慣れない状況に子どもが直面した際の、子ども時代の正常な要素です。神の本来のプランでは、不安は、愛に満ちた両親が子どもに危険を回避する方法を教える場合に気づかされ、それから取り除かれるものでした。この場合、不安は決して人を飲み込むようなものとはならず、経験を学ぶためのものになるはずでした。家庭はリスクを冒しても安全で、自信を築く場でもあったのです。不安は私たちに仕えるものとして存在したのであって、主人ではありませんでした。それは安全のためのガードレールであり、バリケードではなかったのです。他のすべての賜物と同様に、サタンは私たちを傷つけ、麻痺させ、強力に人類を支配するために不安を使う方法を見つけました。私たちの人生を破綻させるための道具としてサタンが使う、不安のレベルの表現として私が使っている用語が「恐れ」です。

■恐れの鎖にある三つの環

心の束縛の鎖には三つの環があるように、あの牢獄から解放されるために克服しなければならない三つの環が、恐れの鎖には存在します。

①身体的な原因

一つ目の環は、改めて言いますが、身体的な原因または脳内化学物質の不均衡による恐れです。医学的には、それらは不安障害と呼ばれています。これらはうつ病の一種なのですが、うつ病の特徴とされている「悲嘆」の思いよりも、「恐れ」が大部分を占める、反復性の好ましくない考えを持つものです。この不安障害では、恐れる思いを頭から締め出すことができず、止めることのできないレコードのように、頭の中でそれが空回りしてしまいます。

症状が軽めと思われる人は慢性的に緊張しており、恐れ、不慣れな状況などによって容易に脅かされ、イライラして集中することができません。不安な考えを頭から追い出すことができないので、睡眠に問題を抱える人もよく見られます。重症の人の場合、恐れに飲み込まれて自制心を失い、パニック障害を起こすこともあります。動悸がして汗をかき、震えがきて、頭がおかしくなってしまったのではないかと感じます。この疾患は他の原因の恐怖や心の束縛を増大させ、ひどく打ちのめしてしまうこともあります。

うつ病と同様に、これは抗うつ薬が効果的に働く、遺伝的症状です。こうした薬が脳内化学物質の不均衡を修復し、正常な思考コントロールを取り戻させます。投薬治療の後で、この障害から完治した患者さんたちを私はたくさん見てきました。「自分はこの症状なのではないか」と思った方は、この本の最初の章で記載した症状のチェックリストと照らし合わせてみてください。あなたがもしそこに書いてある症状と一致するなら、治療を始める際にそのリストを医師のところへ持参してください。

②悪霊の関与

二つ目の環は、サタンの嫌がらせです。彼の武器は嘘、恐れ、そして偽物です。彼は自らの手で恐れる思いを刷り込んだ人々を攻撃するのが大好きです。不安障害やうつ病は人を攻撃しやすい状態にしてしまうので、自分の考えを彼らに刷り込みやすくなりますから、サタンはこれらの症状が大好きなのです。サタンは人が気分障害の治療を受けることを嫌います。その人が回復した時、思考コントロールを取り戻してサタンの嘘が入り込むための扉を閉じてしまうからです。

サタンは人に治療を受けさせないように邪魔するため、様々な論争を利用します。彼のお気に入りの一つは、私の経験から言うと、「思考の問題に対して薬を使うのは霊的ではない」、「こんな弱さを持っていることを人は恥じるべきだ」、「こんな風に感じていることを許容すべきでない」、そして「ちゃんとした信仰を持っているなら治るはずだ」などがそれです。

サタンは、不安を抱えているクリスチャンをピリピ四章六節でいたぶるのが大好きです。「何も思い煩《わずら》わないで」。彼はこの聖句を「思い煩いは罪であって、もし思い煩うことをやめられないならば、それは神に対する大っぴらな反逆なのだから、救いを失うリスクがある」と人々を説き伏せるために使います。この聖句は正常な思考コントロールを持っていて、思い煩うことをやめられる人々に対してのものです。この罠にはまらないようにしてください。サタンはうつ病や不安障害の人を恥じ入らせるような宗教的論争を使って、多くのクリスチャンたちを効果的な治療から遠ざけてきたのです。

サタンは起こりそうで起こらないようなことに対して恐れを抱かせる嘘を刷り込むことによって、あらゆる潜在的で気がかりな状況につけ込んできます。彼がその状況の中にリスクの幻影を作り出し、人の心に嘘を置いていくと、その人は脅かされたと感じます。サタンは恐れを増大させるため、物事を曲解するように人をそそのかすのです。

サタンがあなたを落ち込ませるため用意している嘘の流入を見抜く、簡単な方法があります。「もし、そうなったら」という言葉から始まる恐れに目をとめてください。神が教えてくださったのですが、これらの思考はミサイルのようで、気を逸らさせ、落ち込ませるように作られています。次にあなたが恐れを感じた時、それが「もし、そうなったら」という考えによって引き起こされてはいないかとチェックしてみてください。そうしたら、「私はキリストの思いを持っているので、こんな嘘にはだまされない！」と宣言してください。そして、それを神に引き渡して処分してもらってください。

サタンのゴールは、あなたの神への信頼を失わせることです。信頼が減少すると、恐れは増大します。

③人格傷害

ほとんどの恐れの原因は、人格傷害にあります。アダム以来、すべての人は他者との痛みを伴う関係によって心に傷を負っているからです。

その傷は、非常に早い時期から始まります。胎児でさえ、母親が自ら置かれている状況について感じた恐れによって傷つけられているのです。子どもたちは、もし自分の両親が恐れを制圧していなかったなら、恐れるライフスタイルを学んでしまうかもしれません。もし両親がこの正常な発達段階を通して子どもたちの不安を取り除くよう養育しなかったなら、子どもたちは子ども時代の恐れによって行き詰まってしまう可能性があります。残酷な主人になってしまった、子ども時代からの恐れに苦しむ大人たちは、普通に存在します。サタンはこれらの癒やされていない子ども時代の感情が大のお気に入りです。サタンはそれを巧みに操って、人に敵対して使うのです。

大人の言動の中の恐れには、きりがないほどの現われ方があります。いくつかご紹介しましょう。

■恐れに満ちたライフスタイル

子どもの頃に恐れによって傷を負わされた人々は、しばしば非常に受動的となり、あらゆるリスクや決断、新しい環境、変化などを回避しようとします。新しい環境は脅威とみなされ、避けられます。こうした人々は自分に代わって決断し、面倒を見てくれる他者に強く依存します。彼らは型にはまって変わらないことと、安心安全を切望します。無防備さが要求され、コントロールできないことから、親密な交わりや大っぴらにアイディアを交換することも避けようとします。これはもちろん、結婚生活にとって大きなハンディキャップとなります。彼らはチャレンジや変化に対してひるんでしまうので、霊的成長は非常に限られます。超自然的な現象はあまりにも恐ろしく、不慣れなので、これもまた避けられます。自尊心の低さと自信のなさから、彼らは新しい環境に向かって引きずられていくか、押し込まれなければなりません。

怖《こわ》がりの人々は、他者を支配することや操ることによって自分のしたいことをさせ、変化を避けて、不安な物事に対処します。例えば、怖がりの母親は子どもにいかなるリスクも及ばないようにするため、子どもの発達を抑え込んで過保護にします。更に、「子どもが向き合わなければならない目新しい状況に対処する」という自分自身のリスクを避けるためにも、同じことをします。このタイプの母親は、自分自身を変化やリスクから守るために、家族のメンバーを支配したり操ったりします。罪悪感や恥じる思いを起こさせたり、愛情を引っ込めたり与えたりすることを通して、受動性の支配を使うこともあります。能動的な支配としては、服従を強いるために怒りを用います。

過保護は子どもたちの中に恐れを繁殖させるので、子どもたちもリスクや変化を恐れるようになります。これが子どもたちから自信とアイデンティティを発達させるために必要なチャレンジを奪ってしまうのです。彼らは生涯にわたり、精神的に子どもの状態のまま過ごすことになる可能性があります。

怖がりの父親は、家庭における親として、そしてリーダーとしての役割を放棄するほどの受動性に陥る可能性があります。彼は身体的にはそこにいたとしても、そこにいないこと（父親不在）になってしまうのです。こうした男性は人間関係や要求、弱みからの逃避として、何かしら「いじくり回す」ために、しばしば仕事やテレビ、日曜大工などに逃げ込みます。リモコンを手にしている時、やっと自分の世界を支配できるので、男性はテレビが好きなのです。もし、あなたが「リモコンは癒やされていない子ども時代の感情を覆い隠すための、男の依存習慣なのだ」という私の学説を試してみたいと思われるなら、男たちからリモコンを奪って、何が起こるか見てみてください。このシンプルなテストは、私が前に記した火山を実際に証明してくれるでしょう。

怖がりの家族は、非常に張り詰めています。彼らはどんな代償を払っても平穏を欲しがるので、衝突は許されず、問題は決して取り扱われません。すべての感情と意見は、怖がりの両親によって脅威とみなされるので、水面下に沈められなければならないのです。両親を幸せな気持ちにさせておくために、全員が事を荒立てないよう訓練されています。これは家族のメンバー全員に慢性的で深く鬱積《うっせき》した恨みを養い育てます。子どもたちは他の人をハッピーでいさせるため、恐れ、操られ、感情や変化を避けるよう教え込まれるのです。こうした状況下では、子どもの霊は委縮し、創造性は失われ、自発性は押しつぶされて、喜びはリスクを負うに値しないものとなります。こうした家族は、あらゆる人間関係を阻害する重い心の鎖を背負っているのです。

■私たちはどうしてこうなってしまったのか

「そこで、蛇は女に言った。『あなたがたは決して死にません。あなたがたがそれを食べるその時、あなたがたの目が開け、あなたがたが神のようになり、善悪を知るようになることを神は知っているのです』」（創世記三章四〜五節）

エデンの園で、サタンはアダムとエバに「神は信用できないし、自分にとって最善の利益を得るため必要な情報を故意に隠しているのだ」という嘘を信じ込ませようと説き伏せました。サタンは、彼らにはもっと知識が必要なのに、神はそれを隠しているのだと説いたのです。すると、アダムは神のことばを疑い始め、サタンの「利口で賢い」という反逆の視点を受け入れてしまいました。

罪を犯した後、アダムはすぐに自分が裸であることが恥ずかしくなり、神を恐れました。信頼が失われた時、恐れがそれに取って代わるということを、アダムが示しています。アダムは神を信頼することに背を向けて、彼を罪へと導き入れた知識を信じました。この時以来、信頼の喪失と恐れ、そしておそらく妻を責める傾向さえも男性の中に定着しています。

このようにして恐れが始まりましたが、それがどのようにして引き継がれてきたかは、こうです。特に子どもの時に、私たちが人間関係によって傷を負わされた時、それは心の痛みとなり、心の傷として残ります。損傷を受けた時、サタンは人が痛みの中では攻撃に無防備であることを見て、傷を受けた出来事に関係のある心に嘘を植えつけに来るのです。その嘘は、その人の人生の残りの部分の考え方を形作るためのものです。傷を受けた時に植えつけられる嘘の中で、最もよくあるのが「将来のあらゆる人間関係でも傷つけられるかもしれないので、私たちはそれを恐れるべきだ」というものです。その嘘が過去に起こった実際の出来事に基づいているため、たとえ結論が偽りであったとしても、人はそれを真理だと受け取ってしまいます。すると、恐れに満ちた感情が嘘の周りに立て上げられていき、古い傷による痛みが増大して、人間関係と意識を破壊してしまうのです。嘘は私たちのうちにとどまり、それが植えつけられた箇所の傷が癒やされるまで、人生を歪め続けます。

サタンは嘘を強固にし、それに伴って否定的な思いが増強するように、悪霊を配属することもあります。この悪霊はできる限り頻繁に痛みの引き金が引かれるようにし、人の思いと心を支配するための、嘘の要塞を作り上げていきます。こうして、私たちは心の束縛の中に閉じ込められていくのです。この痛みをやり過ごそうと、人は更なる傷を負うことから自分自身を守るために、分厚い壁を築き上げていきます。しかしながら、この壁は人を孤立させ、神と家族との関係を破壊します。心の壁の裏側に生き続ける時、私たちは恐れから逃げることに人生を費やしてしまうのです。

■出口とは何か

「主は、私の光、私の救い。だれを私は恐れよう。主は、私のいのちのとりで。だれを私はこわがろう」

(詩篇二七篇一節)

「わたしは、あなたがたに平安を残します。わたしは、あなたがたにわたしの平安を与えます。わたしがあなたがたに与えるのは、世が与えるのとは違います。あなたがたは心を騒がしてはなりません。恐れてはなりません」(ヨハネ一四章二七節)

「愛には恐れがありません。全き愛は恐れを締め出します。なぜなら恐れには刑罰が伴っているから

です。恐れる者の愛は、全きものとなっていないのです」（第一ヨハネ四章一八節）
神の全き愛のうちに生きていないならば、私たちは恐れに対して隙だらけです。イエスは神の全き愛の光の中で揺るぎなく生きていたので、一度も恐れに悩まされたことはありませんでした。幼い子どもが両親を信頼しているように、私たちが恐れることなく全く神に信頼し従うこと、神の愛のうちに大胆に、安心していることを神は望んでおられます。イエスは私たちの傍らを歩みつつ、現実を直視する勇気をくださいます。彼は私たちとの親密な関係の中で、安心して無防備で率直になれるようにしてくださるのです。イエスが私たちの愛の欲求を満たしてくださるので、私たちはもはや人にそれを満たしてもらおうとして探し求める必要がなくなります。彼は傷を負われたので、私たちの傷を取り去り、彼の愛と平安に置き換えてくださるのです。
アダムが神を信じることから自分に罪を犯させた知識を信じることに方向転換した時、恐れが人類の中に入りましたが、イエスが今やそのプロセスを逆転されました。知識を信じることから離れ、神を信じることの方に向きを変えると、私たちは神の完全な愛に満たされ、覆われて、恐れは取り去られるのです。
もしあなたが癒やしのプロセスを始めたいと思うなら、子どもの頃にあなたを傷つけ、恐れの引き金となった状況を見せてくださるよう神にお願いしてください。心の中でその出来事を見たならば、あなたの霊の目で周りを見回し、イエスが立っておられる心象を見て、彼が何を語りかけておられるのかを聞いてください。そして、あなたが傷を受けた時にサタンが植えつけた嘘が何なのか、その時から、その嘘がどんな風にあなたの人生と人間関係を損なってきたかを教えてくださるようイエスにお願いしてください。恐れを引き起こす、よくある嘘は「あなたは誰も信じられない。リスクを負ってはいけない。人はいつもあなたを傷つける。いつも何か悪いことが起こる」などです。

その出来事についての真実を教えてくださるよう、イエスに頼みましょう。嘘についての彼の返事を聞いた時、嘘の力は打ち破られます。イエスの腕の中ではどんなに安全でいられるかということ、そこには何も恐れることなどないのだということ、そして、あなたへの無条件の愛について語るイエスの声に耳を傾けてください。あなたに傷を負わせた出来事から出てくる恐れに満ちた考えを、イエスの慰めのことばに置き換えましょう。

あなたを傷つけ、恐れることを教えた人たち（両親、教師、牧師、そのほか誰でも権威を持っていた人たち）を赦してください。彼らが赦しに値しないことはわかっています。私たちも赦されるに値しない者でしたが、神は惜しむことなく赦してくださったのです。彼らが負わせた鎖から、私たちは解放されたいのです。サタンの嘘を信じ、神を信じなかった自分自身を赦してください。

自分を傷つけた人々を憎んだことを悔い改めてください。それは彼らがあなたに対して犯した罪への、罪深い反応だからです。あなたが傷つけられた時にサタンが植えつけた、あなたを恐れに縛りつけ続けた嘘を信じたことを、悔い改めてください。変化を避け、自分を守るために他の人を操り、支配した時のことを悔い改めてください。

あなたのあらゆる苦痛に満ちた記憶と嘘を、イエスに明け渡してください。そうすれば、彼はそれを取り去り、十字架のご自分の上に置いてくださいます。あなたの傷にイエスの癒やしを注いでくださり、苦悩する思いを彼の思いに差し替えてくださるよう、イエスを招いてください。イエスの膝に乗せていただき、その御腕であなたを抱きしめ、愛の欠乏を満たしてあなたのお父さんになってもらってください。

嘘の力を打ち破り、恐れの原因となっていた嘘に結びついている悪霊を追い払ってくださるよう、イエスにお願いしてください。あなたはもう恐れの牢獄から歩いて出て行くことと、嘘からの解放を選び取ることができます。

■祈りましょう

恐れから解放されるために、私と一緒に祈りましょう。

天の父なる神さま、私は恐れから自由になりたいので、あなたのみまえにまいりました。私の不安障害を癒やし、脳内化学物質を正常に修復してくださるようお願いします。この状況から恥と恥辱を取り除けてくださり、ありがとうございます。

私は今、恐れることを教えた人、恐ろしい出来事の原因となった人を赦します。
恐れで満たされたあの時、私が信じてしまった嘘を見せてください。
この嘘の力を打ち破り、恐れから解放する、
あなたが私に知らせたいと思っておられる真実は何ですか？
自分を恐れから守るために、支配したり操ったりしていた時のことを悔い改めます。
恐れを取り去る、あなたの完全な愛の中に生きる方法を教えてください。
もっとあなたを信頼することを、私は毎日選び取ります。
それが私を恐れから守ってくれます。
これらの願いを、イエスの御名によって祈ります。アーメン。

さて、あなたは「自分は生まれない方が良かった」とか、「自分はこの星に属する者ではない」などと感じたことがありますか？　そう感じるのはあなただけではないことを、次の章で見てみましょう。

【第七章】　拒絶を乗り越えて

「彼はさげすまれ、人々からのけ者にされ、悲しみの人で病を知っていた。人が顔をそむけるほどさげすまれ、私たちも彼を尊ばなかった」（イザヤ五三章三節）

■拒絶の顔ぶれ

ここに記した三種類の架空の人物を見ていただきたいと思います。彼らはあなたが知っている誰か、もしくはあなた自身の姿かもしれません。

バーバラは優れた主婦であり、教会の働き人でしたが、非常に感受性が強い人でした。彼女に好意を持っている人々の悪気なさそうな言葉にも、彼女の心は容易に傷ついてしまうのです。そういう出来事を乗り越えるには、何日もかけて絶え間なく夫に元気づけてもらう必要がありました。彼女はなぜ自分がこんな風になってしまうのか理解できませんでした。

ボブは誇りに思えるような仕事を多く達成している、成功したビジネスマンでした。しかし彼は常に緊張していて、身構えていました。彼は批判をやり過ごさず、全員に常に自分に同意することを求めました。彼は教会でもとても活動的で、リーダーの地位を求めました。残念なことに、彼はしばしば教会の委員会で多くを要求し、せっかちでした。彼は「ほとんどの教会員や他の教派の人たちより、自分にはまとまった聖書の知識がある」と感じていました。すべて自分の思いどおりにいかなかった場合、彼は非常にピリピリし、怒りました。人は皆、彼に威圧され、大抵は彼の意向に従っていました。ビルはやりたい放題で突拍子のない人でした。彼は絶えず他の人たちを楽しませようとし、どんな状況でも素早くコメントしてみんなを笑わせ続けていました。彼は一日十四時間も働いて、常に自分のセールスの売り上げ目標を打破しようとしていたので、めったに休暇を取りませんでした。彼は教会でも非常に活発で、自分にできることは何でも進んでやっていました。彼が常にしゃべっているか動き回っているので、彼のそばにいるだけで、みんな疲れてしまうのでした。

この人々はかなり違って見えますが、それでも彼らは皆、知らず知らずのうちに拒絶されたことによって苦しんでおり、それによる症状を呈しているのです。神は、この非常によくある心の不自由な状態の鎖から、私たちを解放したいと願っておられます。

■拒絶の根っこ

すべての子どもたちが望まれた存在となること、そして神の親としてのご性質を子どもたちに映し出す、精神的に健全な両親から、子どもたちがあらゆる状況で無条件の愛を受けることを、神は意図しておられました。この理想的な設定では、子どもたちは自分が受け入れられていると感じ、失敗は恐れるに足りないものとなって、愛は無条件に与えられるはずでした。子どもたちは自分自身を受け入れて育ち、健全な自信を備えられ、十代から大人になっても人格に傷を受けたと感じることなく、否定的な状況や拒絶を処理できるようになるはずだったのです。彼らは批判に対して建設的に対応し、楽観的な見通しを立てて、他の人から脅かされたと感じることは絶対になかったでしょう。

すごくいいと思いませんか？　もちろん、こんなことはめったに起こりません。罪が人をひどく痛めつけたので、私たちがそんな完璧な環境で育てられたことは一度もありませんでした。受胎の瞬間にすべての人が、人格があり永遠不滅の霊をもって肉体に入りました。その時から、この霊は周囲の霊的影響に対して感じやすく、無防備です。胎児は拒絶や恐れ、そして否定的な感情など、傷を残すようなものを感じ取ることができます。また、胎児は安心感と平安をもたらす肯定的な感情も感じ取ることができます。

子宮内で胎児が受けた傷は、人が持ち得るものの中で最も重く、長く続く損傷となります。これからご一緒に見ていきますが、中絶の失敗によって生き延びた子どもは、「自分は生きている資格がない、自分は死ぬべきだった」という感情をもって生涯苦しみ続ける可能性があります。胎児に向けて両親から発散された望まない妊娠と否定的な感情は、その子どもに「拒絶された」という感覚を残すことがあり得ます。

子どもたちは、自分には生きる権利があると信じられないため、自分自身でさえ拒絶してしまうかもしれません。これは癒やされるまでずっと本人を傷つけ続ける、感情や行動の問題への誘因となります。私はずっと、胎児がどのように傷を負い、または周囲に起こっていることを認識するのかということを、理解し信じることに苦心していました。実は、聖書は胎児が霊的に敏感であることを証明しています。

「エリサベツがマリヤのあいさつを聞いたとき、子が胎内でおどり、エリサベツは聖霊に満たされた」（ルカ一章四一節）

胎児がマリヤの胎内にいるイエスの霊を感じ取り、認識したのです。

私は最近、カンファレンスでこれについて講義したのですが、次のようなメモが私に手渡されました。

「私は五五歳です。シングルマザーだった私の母が妊娠した時から、母と母の家族は、私を始末したいと思っていました。違法な中絶の予約を入れていた当日、吹雪になったので、処置がキャンセルになったのです。私は生まれた後で養子に出され、手放されましたが、そこに落ち着くことはありませんでした。私はいつも『自分は生きるに値しない』と感じていたので、人と距離を置き、表に出ずに引っ込んでいました。もし誰かと親しくなりすぎたら、きっと彼らは私を追い払いたくなるだろうと思っていたので、私は人と親密な関係を築くことを恐れるようになったのです。それで誰も近づいて来すぎないように、人から遠ざかっていきました。私は自分が子宮の中で傷を負ったことに気づきましたが、あのどうしようもない状況で、神が私に手を差し伸べてくださり、守っていてくださったのだと祈りの中で示されました」

子宮の中で負った傷が長期的に影響を受けていることの、何と明確な例でしょうか。そして、どんなに神がその傷を癒やしたいと願っておられることか。

子どもが生まれた後、いかなる理由にせよ、もし母親がその子と絆《きずな》を感じることができなかったならば、赤ちゃんは「拒絶された」と感じる可能性があります。両親がとても忙しい場合、それも子どもは拒絶と受け取るかもしれません。多くの両親は生まれた子の性別にがっかりすることがあります。すると赤ちゃんはそれを感じ取り、拒絶されたと感じます。皆さんの中で、あなたの前に生まれたきょうだいの性別が期待どおりではなかったからという理由で、そのためだけに両親がもう一度試した結果、生まれてきたという人はどれくらいいるでしょう。皆さんの中には、自分も望まれた性別ではなかったと知っている人がいることでしょう。それがあなたに傷を負わせてしまったのです。ひどい場合には、両親の拒絶を感じ取ったことによって、この負わされた傷が子どもに自分の性別を拒絶させてしまうことがあります。これはもちろん、後になって深刻な心の問題につながっていくのです。

子どもの器量があまり良くない時、他の子どもたちに受け入れられないことがありますが、これは大抵の場合、拒絶による傷を負わせてしまいます。すると彼らは鬱積した怒りや恨み、低い自己肯定感を伴い、自己批判的になります。ティーンエイジャーは自分がどう受け止められているかということについて非常に敏感です。彼らは自分の振る舞いや外見に対しての自意識が強いので、周囲にうまく溶け込めない場合、すぐに傷を負ったと感じます。

抱きしめたり触れたり愛情を表現することが下手な、悪気のない両親の子どもたちさえ、拒絶を感じ取ることがあります。これは心理的なネグレクト（育児放棄）という状況を作り出します。きょうだいが亡くなった、または両親が別居した時、傷つきやすい子どもは、その場からいなくなった家族に拒絶されたと感じ、その喪失は自分に非があるとさえ感じて、それが自己否定の引き金になりかねません。自分の父親に一度も会ったことがない子ども、親に捨てられた子どもは、非常に深い拒絶の傷によって苦しむことになります。

あらゆる形の虐待は、拒絶のしるしです。虐待を受けている間、被害者の霊と心が拒絶され、価値を低く切り下げられていく一方で、肉体が利用されます。

子ども時代と思春期は、自信と健全なセルフイメージを築いていく上で繰り返し元気づけられ、安心させてもらう必要のある時期なので、拒絶に対して最も脆弱な時期でもあります。家族が冷たく厳格であればあるほど、家族の一員は恐れと拒絶を経験することになるのです。

子ども時代の拒絶は、子どもたちをサタンの嘘に対して脆弱にしてしまう、非常に深くて長く続く傷を残します。こういう嘘は、先ほど紹介した手紙に表われているように、生涯にわたってその人の行動を支配します。拒絶がもたらす、よくあるやっかいな嘘はこんな感じです。「おまえには生きている権利などない」、「おまえは愛されるに値しないから、愛を稼ぎ取ってこなければならないのだ」、

「おまえは醜くてバカだから、拒絶されるのは当然の報いだ」、「おまえがそんな風に扱われるのはおまえの責任だし、自業自得だ」、「おまえは誰かに愛されるにも、神の祝福を受けるにも値しない」などです。こういう嘘は、人が自分を拒絶し、更なる拒絶への恐れと、それから自分を守ろうとする守りの姿勢を身につける原因となります。拒絶が自己実現の預言のサイクルとなり、癒やされる時まで、その人の人生を責めさいなんでしまうのです。サタンはこのサイクルが大好きで、それを助長させるためならどんなことでもやります。

■見捨てられるということ

見捨てられることは、拒絶とよく似たもう一つの心の傷となります。拒絶された時、あなたは自分を突き放した誰かによって傷つけられました。見捨てられることでは、あなたは誰かが「しなかったこと」によって「一人ぼっちにされた、守ってもらえなかった」と感じるのです。

死別や離婚、養子縁組によって両親を失った子どもは、多くの場合、見捨てられたと感じます。病院の保育器にいる赤ちゃんたちも、見捨てられたと感じているかもしれません。両親がケンカするのを見て、すぐにこの後で離婚すると思い込んだ子どもたちの心には、見捨てられることへの恐れが生じます。虐待された子どもは、自分を守ってくれるはずだった人から見捨てられたと感じます。大人も離婚や家族の死別、配偶者の不倫を通して、見捨てられたと感じることがあります。見捨てられた傷からの癒やしは、拒絶の場合と同じプロセスで行なわれます。

■大人の拒絶

拒絶されたという感覚の引き金となる状況が、大人の生活にはたくさんあります。大人時代の最もつらい拒絶の経験は、おそらく離婚です。配偶者との死別も、後に残された配偶者にとって拒絶された感覚の要因となります。結婚に関する章で指摘したように、配偶者同士が精神的に互いに依存していた場合、もう一人の配偶者が自分の必要をまったく満たすことができなくなった時点で、拒絶されたと感じるのです。

なぜ、同様の否定的な出来事の後で、「拒絶された」と感じる人とそうでもない人がいるのかと、多くの皆さんが考え込んでしまうことでしょう。理由はシンプルです。最も「拒絶された」と感じている人々は、以前、子どもの時に拒絶されたことのある人です。大人になってからの出来事が、癒やされていない子ども時代の感情をよみがえらせたり、引き金になったりするのです。その発端《ほったん》が子ども時代にあるので、こうした表面的な感情が時に人をとても子どもっぽい行動に走らせることがあります。彼らの成長が傷を受けた子ども時代のまま止まってしまっているため、多くの大人が精神的に未だに子どものままでいるのです。

この章の初めに触れたように、拒絶されたという感覚は、大人の行動の幅広い振る舞いの引き金になります。三つのシナリオのすべてが、拒絶による傷がもたらした振る舞いを表わしています。

常に元気づけてもらう必要があり、過度に傷つきやすい主婦であるバーバラは自分を拒絶していて、今以上に拒絶されることから自分自身を守ろうとしていました。彼女は自信がなく、拒絶に対して受け身の反応を示していました。

常に緊張し、要求が厳しく、攻撃的で短気なサラリーマン、ボブは、拒絶感への反応として慢性的な怒りを表わしていました。彼は過去に拒絶されたことを思い出してしまうので、批判を甘んじて受けることができませんでした。怒りを通して、彼は拒絶に対する積極的な反応を示し、周囲の人を威嚇していたのです。

やりたい放題で突拍子もない働きバチのビルは、パフォーマンス依存に陥っていました。彼は上司や友人の絶え間ない承認を渇望し、自分の虚しさを埋めようとしていました。人の関心を惹き、感動させるためなら何でもします。これは彼が子ども時代に「自分はこの家族の一員ではない」と感じた拒絶を帳消しにするための方法でした。彼は常に家族、職場、教会の中で自分の居場所を見つけようとします。ビルは自分の本当の姿を拒絶していて、新しい自分を作り上げ、これが本当の自分なのだと自分を納得させせようとしていました。彼は自分が受け入れられていると感じられるよう他の人に手伝ってもらうことを切望し、自分が安心感を得るために、他者の反応に依存していたのです。

■何が起こっているのか

前章から、あなたは「いつ自分が心の傷痕と痛みが残るような傷を負ったのか」と思い起こそうとしていることでしょう。人が痛みのただ中で無防備でいる時に、サタンがその出来事にまつわる嘘を植えつけていくのです。拒絶を受けた後の典型的な嘘は、次のとおりです。「おまえには何の価値もない」、「誰もおまえなんか求めてない」、「おまえは拒絶されて当然だ」、「おまえはいつだって拒絶されるだろう」、「おまえも自分を拒絶するべきだ」、「おまえはいつも失敗するんだ」、「誰もおまえなんか愛しちゃいない」、「おまえはいつも批判されるんだ」、「おまえは絶対にわかってもらえないさ」などです。

あなたを傷つけた出来事は実際にあったわけですから、嘘は事実として受け止められ、その出来事の記憶とともにセメントで埋め固められています。その出来事自体は実際に起こったので、あなたはその嘘の植え込みをやめさせることはできず、その嘘も事実だと受け取ってしまうのです。この嘘はあなたとともにとどまり続け、嘘が埋め込まれた場所である傷が癒やされる時まで、生きている間ずっとあなたを傷つけ続けます。その出来事の記憶の引き金が引かれる時は常に、あなたは繰り返される心の痛みにさいなまれるのです。

この繰り返される心の痛みは、更なる傷を負う脆弱性から自分たちの心を守るために、自分の周囲に分厚い防御壁を築く原因になります。私たちは自分の心をかたくなにし、また拒絶されるのではないかという恐れから、人を自分に寄せつけないようにしてしまいます。私たちは、痛みの引き金を引いてしまうことが何も起こらないよう、かたくなにあらゆる状況をコントロールし続けようとします。そして親密な人間関係や、無防備であることを要求するものは何でも避けます。これは結婚関係や親子関係を破壊します。分厚く防御的な心の壁越しに親密な関係を築くことなど、不可能だからです。私たちが自分の壁の裏側に隠れているなら、神との関係でさえ距離が置かれ、頭でっかちなものとなります。この状況では、「更なる傷を負うリスクを冒すことより、孤独と孤立の痛みの方がましだ」と思ってしまうのです。

サタンは、痛みの原因となる嘘を彼が常に有効にしておけるうちは、人は心の束縛にとどまるものだということを知っています。人生に起こる出来事によって、植えつけられた嘘と傷を常に思い出させるように彼が常に念を押すので、痛みは続きます。私たちを苦しめる、嘘に基づく考えが心に満たされ続けるように、悪霊がその嘘に対して派遣されているかもしれません。時に応じて、病の霊がその嘘に張りついて、心の束縛とともに身体的な病を引き起こすこともあるでしょう。悪霊の嫌がらせに対して、心の傷がこんなにも脆い弱点になることが、容易に見て取れます。

私たちの傷が癒やされずに残っているならば、その結果としての痛みと嘘に対して私たちは脆弱になってしまいます。私たちの痛みに対する反応が他の人たちを傷つけ、自分の痛みと孤立を悪化させるのです。心の痛みに対する人々の反応は、一般的に二つあります。ある人たちは精神的に引きこもり、愛することを拒み、相手を辱め、操って受動的に反応します。もう一方は、激怒や怒り、復讐、辛辣《しんらつ》さ、憎しみを通して積極的に反応します。これらはすべて罪深い反応であって、サタンに更なる嫌がらせをする法的根拠を与えて、自分の束縛を増大させてしまいます。

拒絶の痛みによって人は緊張し、拒絶されることを予期して他の人から拒絶されてしまうような行動をとり、それによって自分の予測は正しかったと証明してしまうようになります。こうした姿勢が自己否定を通して自分自身と、また、拒絶されるだろうと自分で予期した人々と、そして神からも拒絶されるに違いないと考えて信用できない神とさえも、あらゆる他者との関係にダメージを与えてしまいます。あなたの霊的生活、家族生活、そして社会的生活も麻痺してしまうのです。心が束縛されている人々であふれかえっている教会が、どうやって社会に良い影響を与えられるでしょうか。そうです。まったくサタンにとっての脅威ではなくなるので、こういう状況がサタンは大のお気に入りですし、これを続けさせるためなら、彼はどんなことでもするのです。彼は、心の束縛の鎖にある三つの環を壊して自由になろうとする、あなたの試みすべてに抵抗します。良い知らせは、あなたが自由になるにつれて高いレベルでの油注ぎへと移され、サタンの王国にとっての痛烈な脅威となるということです。

■出口はどこにある？

まず私たちは、「いかに育てられ方が良かったとしても、人間には満たせないほど大きな愛の欠乏を、すべての人が持っている」ということを認めなければなりません。それはただ神の愛によってのみ満たされます。私たちは皆が傷を負っており、束縛された心の領域を持っています。良い知らせは、「神は私たちをありのままで完全に受け入れてくださっているので、私たちは神にとって、それぞれかけがえのない特別な存在なのだ」ということです。イエスは私たちが最悪の状態だった時に愛してくださいました。あの時に彼が私たちを拒絶しなかったのなら、今だって拒絶しないのです。もし私たちが自分自身を受け入れないなら、「神が私たちについて間違いを犯したのだ」と言っていることになります。これは多くの者が抱えている、ひどく恐ろしい傷です。イエスはご自分の子どもたちを決して拒絶なさいません。そして私たちは、イエスの承認を得ようとして行動する必要などまったくないのです。イエスは私たちを買い取ってくださったので、私たちを承認してくださっています。そして私たちがするべきことは、ただそれを受け入れることだけなのです。イエスはあなたに、ご自分のみまえで、愛の中に寛いでいることを願っておられます。

イエスは拒絶され、見捨てられる痛みに苦しむことがどんなものか、よくご存じです。そして、それを経験している私たちのような者を心にかけておられます。イザヤ書五三章二～五節で、どのようにイエスが描写されているかを見てみましょう。

「彼は主の前に若枝のように芽ばえ、砂漠の地から出る根のように育った。彼には、私たちが見とれるような姿もなく、輝きもなく、私たちが慕うような見ばえもない」。

イエスは、外見が見ばえしないのはどんなものかを知っておられました。

「彼はさげすまれ、人々からのけ者にされ、悲しみの人で病を知っていた。人が顔をそむけるほどさげすまれ、私たちも彼を尊ばなかった」。

イエスは人間が味わう心の痛みから免れることもありませんでした。彼は完全に拒絶されることと、人前で恥をかくことの痛みをも知っておられました。

「まことに、彼は私たちの病を負い、私たちの痛みをになった。だが、私たちは思った。彼は罰せられ、神に打たれ、苦しめられたのだと。しかし、彼は私たちのそむきの罪のために刺し通され、私たちの咎のために砕かれた。彼への懲らしめが私たちに平安

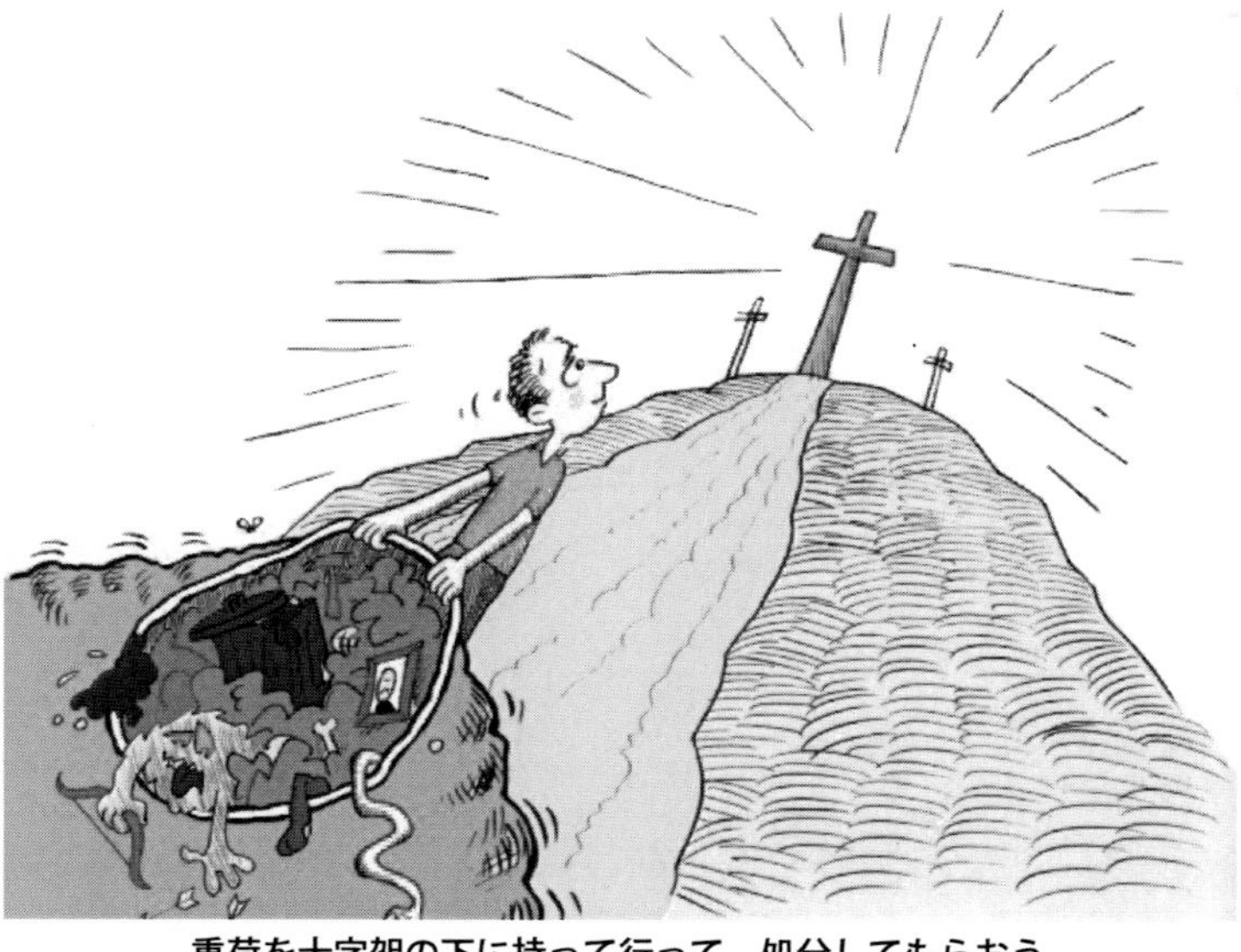

重荷を十字架の下に持って行って、処分してもらおう

をもたらし、彼の打ち傷によって、私たちはいやされた」。

イエスは私たちの病と心の痛みと、罪と傷をご自分の上に置かれたので、私たちはもはやそれを背負う必要がなくなったのです。復活のメッセージは、将来私たちが永遠の命を持てるようになることのみならず、イエスがいま、私たちを自由にしたいと思っておられるということなのです！

自由になるためには、自分の傷と痛みを自覚しなければなりません。そうすれば、私たちはそれを十字架の下に持っていくことができます。自分の感情と打ちひしがれていることについて、私たちは神にすっかり素直になることができます。神は傷つくとはどういうことかご存じです。神は私たちのため、その痛みを担いたいと願っておられるのです。サタンが十字架によって敗北した時、イエスが嘘の力を打ち砕いてくださったので、私たちは心の束縛から自由になることができます。私たちはイエスに自分の苦しい思いと傷、罪、そして嘘を明け渡さなければいけません。そうすれば、彼はそれを十字架の上で処分することができます。主に願って、自分の心を平安と喜びと完全な受容という新しい思いで満たしていただくようにしましょう。

■祈りましょう

拒絶から自由にされるように、ご一緒に祈りましょう。

天の父なる神さま、私は今、拒絶された傷から癒やしていただくために、みまえにまいりました。

私が拒絶され、サタンが私のうちに嘘を植えつけて、
今日この日に至るまで私に悪影響を及ぼしてきた記憶を、思い出させてください。

その出来事の結果として、自分や他の人について、どんな嘘を私は信じてしまっていたのでしょうか。

(※よくある嘘は、「おまえは役立たずだ」、「おまえが拒絶されるのは当然の報いだ」、「おまえはこれからも拒絶されるし、自分でも自分自身を拒絶するべきだ」というようなものです)

イエスさま、私のこの嘘の力を打ち破る真実は何ですか?

(※たとえば「あなたは完全に愛され、受け入れられ、主の目には美しい」、「あなたは間違いではない」、「あなたが母の胎にいる時からイエスは知っている」、「神はあなたの誕生を計画し、あなたが生まれたことを喜ばれた」、「あなたは決して見捨てられることはなく、独りにはされない」、「イエスはいつもあなたとともにいる」など、神が今あなたに語りかけておられる癒やしと慰めのことばを聞き、あなたの傷つき怒っている内なる子どもから出てくる、すべての責めさいなむ考えと置き換えてください)

私を傷つけ、拒絶されたと私に感じさせたすべての人を赦します。

自分の痛みの結果として、他の人に対してしていた振る舞いを悔い改めます。

父なる神さま、あなたが私を抱きしめてくださっているので、あなたに完全に受け入れられたと感じること、

自由に向かって歩むことを私は今、選び取ります。

この祈りを、イエスの御名によってお願いします。アーメン。

あなたは誰か他の人によって支配されている、または抑え込まれていると感じたことはありますか？　これを読みながら、あなたはその鎖も打ち壊されて自由になったと感じるに違いありません。

【第八章】　支配から自由になりなさい

「『そして、あなたがたは真理を知り、真理はあなたがたを自由にします』。彼らはイエスに答えた。『私たちはアブラハムの子孫であって、決してだれの奴隷になったこともありません。あなたはどうして、「あなたがたは自由になる」と言われるのですか』。イエスは彼らに答えられた。『まことに、まことに、あなたがたに告げます。罪を行っている者はみな、罪の奴隷です。奴隷はいつまでも家にいるのではありません。しかし、息子はいつまでもいます。ですから、もし子があなたがたを自由にするなら、あなたがたは本当に自由なのです』。」（ヨハネ八章三二～三六節）

■こんな夫婦に見覚えがありますか？

ビルとスーは、自分たちの結婚の何がいけなかったのだろうと思案《しあん》していました。ビルは職場では好感を持たれていましたが、家庭で家族といる時はいつもイライラし、怒り、短気でした。彼が近くにいる時は、みんな言葉と行動に気をつけていたのです。彼はテレビを見たりガレージで機械いじりをしたりすることに、できる限り自分の時間を費やしていましたが、家のことなどでスーが手伝いを必要としているものについては、一度もやることはありませんでした。

ビルの母親が電話してきて何かを手伝って欲しいと言うと、彼はいやいやながらも、やっていたことを何もかも（特にそれがスーのためのことであれば）途中でやめて、すぐに対応していました。これは妻を激怒させました。

スーは完璧な妻になろうとすることをあきらめ、何日も欲求不満を募らせ、わざとビルに話しかけずにいました。彼女は常に完璧な母親であろうとしていましたが、彼らの十代の子ども二人はあまり芳しい状態ではありませんでした。一人は怒りっぽくて反抗的で、常に家の中のルールを無視していました。もう一人は自分の部屋にこもって音楽を聴き、学校の友だち以外とはろくに口も利《き》きませんでした。どちらも教会にはまったく行こうとしません。

この家族の何が間違っていると思いますか？　彼らは心の束縛の鎖によって苦しみを受けており、

サタンはその鎖を彼らの家族関係を破壊するために使っているのです。神はこのよくある束縛から彼らを解放したいと願っておられます。

ピーター・ホロビン氏は、このタイプの束縛について、この本の参考図書リストにある彼の書籍の中で、明確に描写しています。以下の説明は、彼の著述に大いに感化されて書いたものです。

■みこころにかなった心の絆

人と人との結びつきへの希求は、人間存在の最も根源的な特質の一つです。それは私たちが神のかたちに創られた時、神が私たちのうちに分け与えてくださった神のご性質の一部なのです。神は交わりを愛しておられ、私たちがお互いと、そして神と引き寄せ合うように、その同じ愛を私たちに与えてくださいました。残念なことに、神がくださった他のすべての賜物と同様に、サタンはこうした特質を歪めて破壊するために、でき得る限りのことをすべてやってきました。そして彼は私たちを傷つけるためにそれらを使っているのです。人と人との結びつきは、相互に益《えき》となり、養い育て合うものとして意図されていましたが、罪の結果、見通しが立たないものとなり、時に危険なものにさえなってしまいました。

私たちが無防備になり、自分のたましいの一部を分け合うほどの重要な心の結びつきに夢中になる時、多くの作家が「心の絆」と呼んでいるものができてきます。ピーター・ホロビン氏は「心の絆」

のことを、「霊的な影響が流れる管《くだ》」と表現しています。基本的には二種類の人間関係があり、二種類の「心の絆」があります。健全で益になり、お互いを育《はぐく》み育てる関係は、健全な結束とみこころにかなった心の絆を生み出します。不健全で互いにダメージを与える関係は、束縛と罪深い心の絆を形成します。

聖書の中に見られるみこころにかなった心の絆の良い例は、ダビデとヨナタンの健全な関係です。彼らは互いに愛し合い、尊敬し合って、お互いに助け合いました。これは双方に祝福をもたらします。みこころにかなった人間関係と心の絆は、健全で育み合う環境を結婚生活と子どもの養育、友人関係に生み出すためのもので、そこに関わるすべての人は強められ、確かなものにされることでしょう。私たちにとって、最初の心の絆は両親と家族とのものです。神の初めのご計画は、両親が神との、そしてお互いとの然るべき関係を築くというものでした。そうすれば、配偶者の双方が建て上げられていく、みこころにかなった結婚の絆が形作られていきます。すると、この健全な結婚が子どもたちに神の愛を映し出し、子どもたちとの間に、然《しか》るべき教育が流れる心の絆が形作られるのです。この種の子育て関係が、子どもたちを強くします。この方法では、みこころにかなった心の絆や祝福の管がひと続きになり、神から始まって両親へ、そして子どもへと流れていくのです。それぞれの絆は安定し、愛に満ち、精神的に自由だったことでしょう。みこころにかなった心の絆が成熟していくにつれ、子どもたちは選択の自由と両親への敬意と感謝の念をもって、成人期へと送り出されます。すると彼らは自分の配偶者とともに、みこころにかなった心の絆を自由に築くことができるのです。

みこころにかない、益になる人間関係のモデルに子どもたちが囲まれているなら、神の愛を知り、神と結びつくことが容易になります。神が人に与えた最も大いなる賜物の一つが、自由意思です。どうやって良い決断をするか教えられたように、自由意思が守られるそういうやり方ですべての人が育まれることを、神は望んでおられます。神の臨在は、常に自由をもたらします。

「主は御霊です。そして、主の御霊のあるところには自由があります」(第二コリント三章一七節)

あなたの自由を妨げたり、あなたを支配しようとしたりする人間関係は、神のご計画とは相容れないものです。

■罪深い心の絆

サウルとダビデは、聖書の中で罪深い心の絆を結んだ二人の例です。なぜなら、彼らは非常に不健全な関係にあったからです。サウルは非常にダビデを妬んだので、ダビデを威圧し、支配し、殺そうとしました。これは、サウルの心の束縛がどのようにしてダビデとの関係を損ない、罪深い結びつきを生み出したかという、いい例です。

罪深い心の絆とダメージを受けた人間関係は、すべてアダムが私たち子孫に引き入れた罪の結果です。サタンはおかげで私たちの人間関係に立ち入る権利を得たので、それはもはや祝福が流れる管でもなく、健全で育み合う、みこころにかなった絆でもなくなってしまいました。人間関係は、今ではあまりにも多くの場合、束縛と痛み、そして邪悪が流れる管の源泉となってしまったのです。

■支配が家族に及ぼす影響

誰でもすべての人は、自分自身の心の傷に苦しんでいる両親によって育てられました。各自の傷の程度にもよりますが、両親は多くの場合、未熟で自己中心的、横暴で支配的です。それが子どもたちを正しく養育するための能力を阻害し、彼らの心の束縛は虐待やネグレクト（育児放棄）などを通して次の世代へと引き継がれていきます。親としての心の絆がどのようにして罪深いものになってしまうかは、容易に理解できます。なぜなら多くの場合、それは横暴さや支配を伴い、傷と痛みの原因になるからです。子どもたちが両親と適切な関係を持つことができなかった場合、彼らは神を含めて他の誰ともうまく関係を作れなくなってしまいます。彼らは、支配的で虐待してくる、信用に値しない両親と、神は何も変わらないだろうと思い込んでしまうのです。

両親が共依存である場合、彼らは通常、自分の必要を満たさせるためにお互いを威圧し、操り、支配しようとします。これによって彼らの結婚生活に罪深い絆が作り出され、自然と子どもたちとの間にも罪深い絆ができてくるのです。支配と抑圧があらゆるレベルの人間関係に表れてきます。結婚生活における心の空虚さが、親としての自分の役割に充足感を見出すことによって心の穴を埋めようとする原因になります。そういう人たちは、自分の人生の意味や重要性を、子どもたちが達成しようとしていることの中に見出そうとさえします。これは非常に不健全で有害な状況です。

この種の空虚さと精神的依存を子どもたちに向けている両親は、子どもたちが成長して実家を離れた後で、大いに苦しむことになるでしょう。彼らのアイデンティティと目的は、彼らがもはや親でなくなったなら脅かされますし、自分たちが必要とされなくなった場合、精神的に対処することができません。こういう両親は、罪悪感や恥、怒りを通して子どもたちを支配し、操り、愛と承認を与えたり与えなかったりして、彼らを自分のもとにとどめておこうとします。子どもたちを支配するために、財政的支援によって子どもたちを依存させることすらあります。こうして操られ、息が詰まりそうな状態にされた子どもたちは、両親との罪深い心の絆に抵抗してもがき苦しみ、自由意思と自立心を奪われてしまうのです。

こういう子どもたちが成長すると、親に精神的に支配されたままで、親から切り離されて配偶者に結びつくことができないので、気の毒な配偶者を生み出すことになります。こうして結婚生活はひどく張り詰めて傷み、一方の配偶者は常に欲求不満にさらされます。この機能不全で息の詰まる状況で暮らしている子どもたちは、反抗するか逃げ出そうとするかです。心の中が欲求不満で煮えくり返っていても消極的に家族から引きこもるか、もしくはあからさまな反抗と反社会的な行動を通して親が作り上げたルールを何もかも打ち壊すか、普通はそのどちらかが起こります。

サタンはこの手の家族が大好きです。家族のメンバーそれぞれの中で、心の痛みの鍋を常に沸騰させ続けられるからです。サタンは、私たちが自分の必要を満たそうとして支配し、操り、抑制するよう煽りたいのです。私たちがサタンの罪深い道具を使う時、私たちを責めさいなむ重大な法的根拠を彼に与えてしまいます。

■支配が結婚生活に及ぼす影響

結婚する時、基本的に私たちのほとんどは、大人の身体の中にいる「心の傷を負った子ども」です。前の章で指摘したように、私たちは自分のすべての必要を満たす誰かを見つけるために結婚します。神だけが私たちの必要と愛の欠乏を満たすことができるので、これはもちろん不可能なことです。一組のカップルがこのようにして共依存である時、彼らがお互い断続的に怒り、欲求不満になることは請《う》け合いです。

みこころにかなった心の絆で適切に配偶者と結び合わされるには、私たちは利他的で無防備になり、信頼し、精神的に解放されている必要があります。心が空虚で傷ついている時、私たちは自分本位で弱さから自分を守ろうとし、配偶者には与えられないものを要求して、常に脅かされていると感じています。この状況では、私たちは更に傷つくことのないように自分の心の防御壁を高く、分厚くし続けることを学んでいます。こうした壁は当然のことながら、配偶者や子どもたち、そして神との適切で親密な関係から私たちを孤立させてしまうのです。

子ども時代から持ち越した自分の必要を満たし、更に傷を負うことから自分を守るよう家族に無理強いするために、私たちは操作と支配の企みを使います。支配は、罪悪感と恥を通して消極的に、または怒りと憤怒《ふんぬ》を通して積極的に実行することができます。これらはもちろん、罪深い心の結びつきの特徴です。このパターンでは、全員が争いごととその結果として起こる感情の爆発を注意深く避けるので、厳格で精神的に冷え切った家庭と結婚生活を作り出します。こうした家庭は怒りと苦々しさ、噴出待機中の鬱憤の煮えたぎる大釜ですが、誰一人それを認めてはいけない空気になっているので、外面は取り繕うことができます。操作と支配が深まるにつれ、罪深い心の結びつきは強くなり、サタンが私たちをいたぶる権利も強くなっていきます。

心の傷と罪深い心の結びつきは、悪霊の攻撃に対して非常に脆弱なターゲットとなります。こうした傷と結びつきは、みこころにかなった健全な関係を操作と支配なしで築こうと思うなら、癒やされなければなりません。神は私たちの自由意思が守られることを望んでおられます。

■性的欲求

性的欲求は神からの賜物であって、良い目的のために創られたのですが、アダムが犯した罪によって、これもまた私たちに対する武器としてサタンに用いられるようになりました。セックスは本来、肉体的行動によって象徴される、二人が一体であることを表わす霊的行動でした。それが結婚生活における祝福となるためには、その結婚が霊的・精神的にいずれの配偶者からも支配されず、操られたり、抑制されたりすることのない全きものである必要があります。どちらかの心の傷や束縛が、性的な交わりを歪ませ、ダメージを与えようとするのです。健全な性的交わりを持つためには、身体と心、霊が一体となることへ導く完全な信頼と、お互いへの尊敬と感謝が配偶者に求められます。それがみこころにかなった性的結びつきを生み出します。

罪深い性的結びつきは、性的欲求が相手を支配する道具として使われる時に発生します。然り、クリスチャンの結婚においてさえも、罪深い性的結びつきはあり得るのです。男性が望むことに対して、みことばへの服従を女性に要求することで覆い隠した、クリスチャン同士の結婚における性的虐待すら存在します。性的なことを含めて、どのような形でも配偶者を支配し、操り、抑制することは罪です。それは不敬のしるしであって、相手に自分の欲求を満たさせようとして物のように扱っていることを表わします。

性的行為は、配偶者に対する抑制の褒美として、または罰として使われることもあります。それがあなたの価値を高めることや受容するために使われる時、容易に依存を引き起こします。この性的な問題に関する非常にシンプルなテストは、この問いかけを自分自身にしてみることです。「セックスしている間、私は愛情をこめて自分を配偶者に差し出しているだろうか。それとも、当然自分のものだと思っているものを受け取っているのだろうか？」。もしあなたが「受け取って」いるなら、あなたは危険な立場にいるのです！

私の所見では、性的な問題の多くは精神的、霊的なものであって、身体的なものではありません。解決方法は、私たちの傷の癒やしです。

性的な罪は常に、結婚生活の内にも外にも罪深い結びつきを作り出します。セックスは霊的な出来事ですから、性的な罪はオカルトに関わることと何ら変わらないほど、悪霊に対して人を非常に脆弱にしてしまう罪深い霊的行為なのです。サタンはまたしても、私たちの生まれつきの衝動と魅力を、罪とより大きな束縛へ私たちを引き込むことに使います。罪深い結びつきは、人間関係の抑圧への彼の道筋なのです。

■これは教会でも起こり得るのか

教会は、よく大家族のようなものだと言われます。私たちは共通の関心と信念によって互いに結びつけられているからです。家族として教会は、家族が経験するあらゆる人間関係の問題を生じやすくなっています。精神的な関わり合いの中で人々と接する時、そこにはいつもみこころにかなう、または罪深い結びつきがあることに気づくでしょう。そうです、教会もダメージを受けた人間関係がそこにあるなら、いつでも罪深い結びつきで満たされてしまう可能性があるのです。あなたは教会の中で支配と操作、抑圧が行なわれているのを見たことがありますか？　もちろんあるでしょう。信徒から執事、牧師に至るまで、教会のあらゆるレベルで抑圧する振る舞いが見られることは、珍しくありません。罪がこうした人間関係を汚染しているので、これによって教会という家族を攻撃する口実をサタンに与えてしまうのです。こうした教会は霊的に麻痺しており、意見の相違で満ちています。サタンはこういう教会が大好きです。彼らは決して彼にとっての脅威にならないからです。

■祈りましょう

さあ、今こそ神に願って私たちを支配から自由にしていただき、私たちが支配していた人々を解放していただきましょう。

天の父なる神さま、私を支配していた罪深い結びつき、または私がかつて支配していたものを示してください。

私を支配していた人と自分との間に十字架を置きますので、悪の通り道が打ち壊され、私は彼らから守られます。

両親、配偶者、または以前の配偶者を含めて、自分を支配していた人たちを私は赦します。

彼らがしていたこと、また、していることのゆえに、彼らを憎んでいたことを私は悔い改めます。

自分の必要を満たすために他の人を支配していたことを、私は悔い改めます。

イエスさまにお願いします。

私を罪深い結びつきから解放してください。そうすれば、私はあなたから来る自由に気づくことができますから。

この願いを、イエスさまの御名によってお祈りします。アーメン。


私たちの文化は大量のパブリックイメージを作り出すことに取りつかれています。それはなぜなのか、次の章で考えてみましょう。

【第九章】　あなたは仮面をかぶっていますか？

「まことに、あなたを待ち望む者はだれも恥を見ません」（詩篇二五章三節）

あなたは「負け犬」と呼ばれたことはありますか？　傷つきますよね。負け犬と呼ばれることは、これまで耳にした中で最も強力な侮辱だと私は思います。それはかくも深いところまで傷つけるからです。大抵の侮辱は、人の行状に対するコメントです。負け犬という言葉は、あなたの価値に対してのコメントです。それはあなたを自分のしたことによってではなく、自分が何者かということによって恥じ入らせます。それによって、人が持ち得る最も苦しい感情――恥が引き起こされるのです。

恥には、真実と偽りの二種類があります。真実の恥は、罪責感とも呼ばれます。あなたが何か間違ったことをすると、あなたは恥じ入り、恥をかきます。これはあなたの行動に対して感じたことです。もしあなたが自分のやり方を変えて、振る舞いを正そうと決心するならば、これは実際にはポジティブな経験になり得ます。罪責感も、悔い改めと神の赦しを受け取る通り道になることができます。神は真実の恥を用いて、あなたをご自分の王国に迎え入れ、あなたの人生を変えられるのです。

偽りの恥は、暴かれることへの恐れです。それは自尊心を傷つけられることや、欠点があることと不十分であることによる拒絶への恐れであって、あなたを隠れてしまいたい気持ちにさせます。それはあなたの行

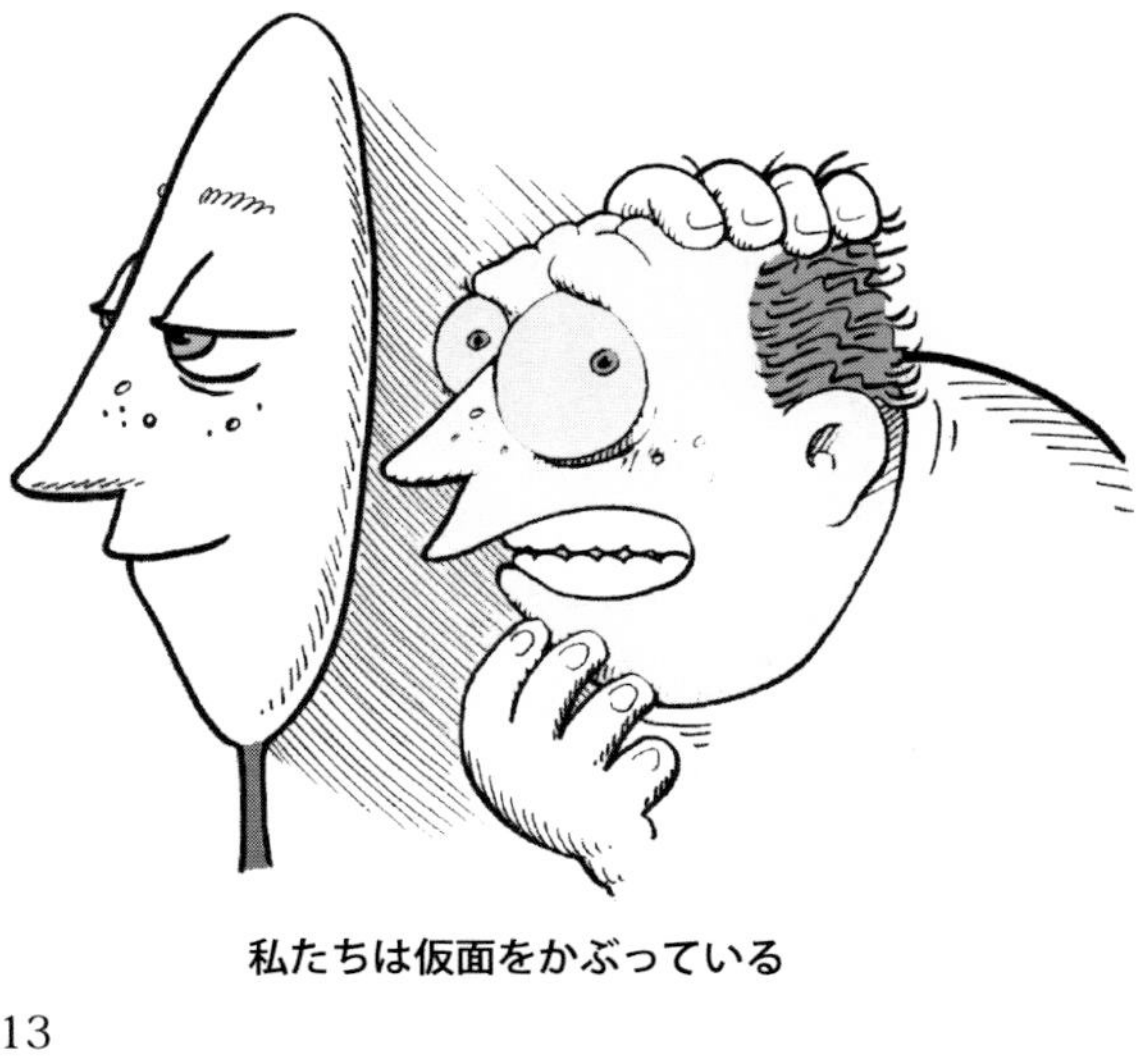

私たちは仮面をかぶっている

動に対するものではなく、あなたのアイデンティティと人としての価値に関わる、深く苦しい感情です。偽りの恥を抱えている人は、自分に対して「間違いを犯してしまった」と言わず、「自分が間違いなんだ」と言います。

サタンは、この考えで私たちを痛めつけるのが大好きです。彼は始終私たちの心に「おまえは能力が足りないし、劣っている。おまえより他のみんなの方がマシだ」と囁《ささや》きかけます。この考えを封じ込めるための試みとして、私たちは受け入れがたい自分自身を隠すための仮面を作り上げて身につけ、もっと受け入れられやすいだろうと自分で考えた姿を演じるのです。

■恥とはどんなものか

自分が恥の問題を抱えていると、どうしたらわかるでしょうか。実際には、私たちはみんな自分の力不足と劣等感について、人生のある時点で悩んだことがあるのです。恥は私たちみんなに、程度の違いはあっても関わってきます。恥によって影響を受けている人たちの特性を、ここでいくつか見てみましょう。あなたのことが書いてありますか？

恥を抱えている人々は、いかに彼らが社会的に受け入れられない者であるかという、サタンの嘘に同意しています。これは低い自己肯定感と自信のなさ、そして自己否定にすらつながります。彼らの心は、褒め言葉になり得るような情報が入ってきても、それをろ過してしまうのです。彼らは自分のあらゆる弱さに焦点を絞り、自分の力を無視して、みんなが自分を愚鈍で役に立たないと思っていると決めつけてしまいます。

恥を土台にして生きている人々は、常に自分自身を他の人と比較します。彼らが自分と比較する対象の人々は、大抵はメディアからのもので、標準的な人には絶対に達成できない不可能な水準の代表として出ている人たちです。これにより、彼らの「自分がどんなに力不足で劣っているか」という思いが強化されていきます。

こういう考え方をしている時、批判は非常に受け入れがたいものです。あなたが既に自分は力不足だと感じている時、上司からの矯正は圧倒的なものとなり得ます。こうした状況で、正常な人は間違いがあったことを耳にしても、それを学びの機会ととらえることができます。手直しを受けた時、恥を土台に生きている従業員は、自分が無能で劣っていて絶望的で、消えてしまうべきだと感じます。彼らは批判を極めて個人的に受け止め、過ちに対する責任を受け止めるのがあまりにもつらくて、たびたび他の人のせいにします。

恥は、人が社会的に触れ合うことを避ける原因になります。そういう人たちは、「自分は他の人たちと違う」、「群を抜いて劣っている」と感じているので、どこにもなじめないからです。相当な時間と努力、お金がイメージ維持のために使われているので、誰も彼らの本当の姿を知りません。誰かとあまりにも親しくなりすぎると、その人に仮面の裏の欠陥だらけな姿を見られてしまうので、親しい関係を築くことは避けて通ります。

さほど一般的でない防衛戦略として、尊大で怒りっぽく、威圧的になり、常に人をやり込めるようにするというものがあります。自分の力不足感を隠し、人と安全な距離を置くというものもあります。そうすれば、仮面を維持することができるからです。

■どのようにして恥が始まるのか

恥は、家族の中で始まります。両親がそれで悩んでいると、彼らは恥を家族生活の平常な一部にしてしまい、子どもたちにそれを教えていきます。私たちは恥をかかされると、常に他の誰かにも恥をかかせようとします。それが私たちにとって単なる当たり前の振る舞いになるのです。こうした機能不全の家族は、子どもたちに「自分は力不足で劣っている」と感じさせるよう、彼らに関する嘘を教えます。

両親が子どもたちに非現実的な期待を抱き、それに達しない時に子どもたちを批判したり恥をかかせたりする時、恥を経験させられます。子どもは最終的に、「自分は欠陥品であって、決してうまく物事をやりこなせない」という確信を持つようになります。「おまえはバカだ。失敗作だ。がっかりした。不細工《ぶさいく》だ」などと教え込むことが、子どもの人格の中に恥をかかせる嘘を植えつけていくのです。

恥に満ちた家族は、問題や課題に対処しようとしません。彼らは外部の人たちに良いイメージを映し出すことで手一杯で、家族の問題は隠しておきます。それは大したことではなく、誰も問題について耳を傾けようとしないので、子どもたちは「問題とそれにまつわる感情は蓋をして隠しておくもの」だと学びます。何もかもうまくいっているふりをすることが、ライフスタイルになっているのです。虐待やネグレクト（育児放棄）は、恥の深い傷を残します。子どもは「自分は守ってもらう価値がないのだから、虐待されるのは当然だ」と考えます。両親がこの罪を深刻にとらえていない時、状況を更に悪化させます。これにより、生涯にわたって「自分には価値がなく、欠陥品なのだ」と感じることへつながります。

機能不全の両親は、子どもたちを支配するために恥を使います。彼らは始終、こう繰り返します。「お隣の人がどう思うかしらね？」、「あんたって本当に情けない子ね！」、「恥を知りなさい！」、「どうしてあなたはお隣の子みたいになれないの？」などです。

比較することは、恥のロケット燃料です。自分と他の人を比べて自分に焦点を合わせるよう促すことで、自分の短所で頭をいっぱいにするように、サタンはこうしたメッセージのすべてを増強します。私たちが大人になった後でも、世間は私たちに恥を感じさせ続けます。広告は、常に私たちに「それを買わなければ流行に乗り遅れる」ということを思い起こさせます。それが言わんとしていることは、「私たちは、それなしでは不完全で取るに足りない存在なのだ」ということです。メディアは、私たちの価値とアイデンティティは、本当の私たちがどんな存在かということよりも、投影されたイメージを基としているのだと私たちに教え込みます。私たちはそのイメージを維持するためにお金を費やす必要があり、恥はマーケティングの強力な手段になるのです。イメージの維持は、消費者行動の最《さい》たるものです。

■この混乱からの脱出法は？

真の恥や罪責感への救済策は、悔い改めて赦しを受けることです。偽物の恥は、自分自身について信じ込んでいる嘘から出てきて構築された精神的な砦や城塞です。ですから嘘への解決策は、その砦を打ち砕く、自分自身についての真実を見出すことです。

私たちは、自己評価を変えなければなりません。そうすれば、神の私たちに対する視点と一致するようになります。私たちは、神から高く評価されている子どもたちなのです。神は私たちのために、ご自身の命をもって支払われました。ですから、私たちは神のものです。神の私たちへの愛は、私たちがしたことによらず、無条件です。私たちは、神が人間の両親のように振る舞うものだと決めつけるのをやめなければなりません。神はあなたのことを怒ってはいませんし、あなたが間違った行動をするのを待ち構えているのでもありません。神は、私たちのうち誰一人持ったことのない、完全な親なのです。私たちは神の子になって神の膝の上に座るのに、年を取りすぎているということはありません。ただ、神の絶えることのない愛情の中心にいることに慣れなければならないだけです。

神は私たちの恥を癒やしたいと願っておられます。そうすれば、私たちは本当の自分の姿が暴かれたり見破られたりすることを、二度と恐れなくてもよくなるのです。神は私たちが王の着物に包まれ、王座の間に神とともに座っている自分をイメージでき、ご自分の愛の中で安心していることを望んでおられます。

もう、他の人と自分を比べる必要はありません。神は私たち一人ひとりを他とは異なる者として創ってくださいました。神は多様性を愛しておられ、ご自分の王国を建て上げるために私たちの違いを用いてくださいます。第一コリント一二章二二節は、弱く、尊くないと感じている者たち（言い換えれば、恥で満たされている人たち）は、

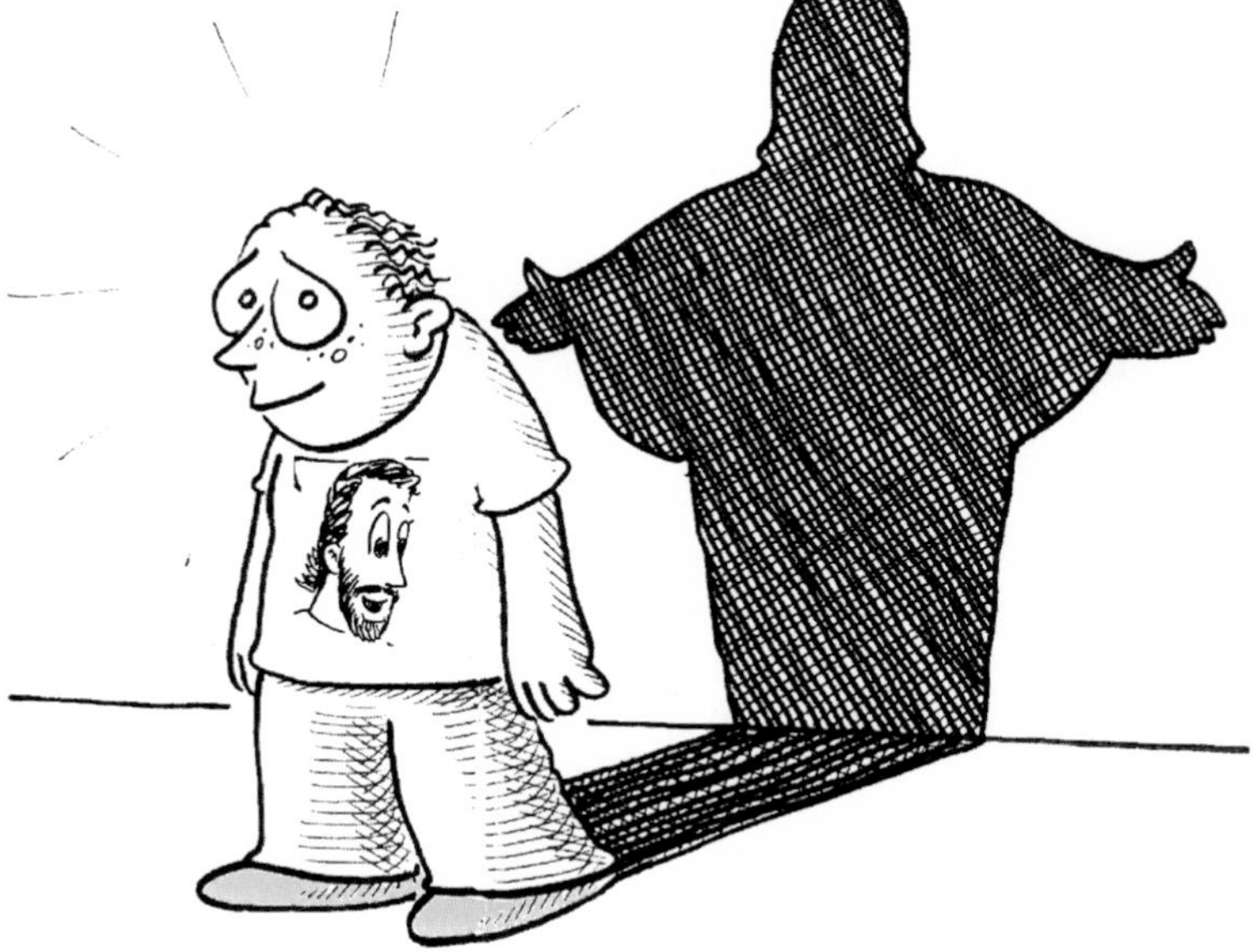

自分の中を覗くと、イエスが見える

神の国で大きな栄誉を受けるということを説いています。

神の国では、あなたの価値はあなたが誰であるか（神の子です）に基づくもので、あなたが何をするかではありません。ですから、あなたは顔を高く上げ、自分は特別なのだと感じることができるのです。あなたはもう自分の中をのぞき込んで、自分がどんなに欠点だらけか見ていなくてもいいのです。それは、あなたを恥じ入らせ続けるためのサタンの戦術だったのです。今はあなたが自分の内側を見る時、あなたを見つめ返しているイエスの顔を見ることでしょう。あなたは自分の胸を通して輝き出すイエスのご性質を隠しておきたくはないでしょうから、自分の仮面を投げ捨てることができるのですよ。イエスはあなたの中に、そしてあなたを通して生きておられます。ですから、あなたは十分に完成しており、誇りに思うことができるのです。

皆さんの中には「それは良さそうに聞こえるけれど、始終失敗してしまっている自分には通用しない」と思っている人がいることも、わかります。恥の嘘は、「あなたが失敗したことで、神はあなたに失望している」と言い聞かせます。それでは、あなたが考えなければいけないのは、こういうことです。あなたは五歳児を育てたことがありますか？　彼らはいつもあなたの言うことに完璧に従いましたか？　あなたは「練習を積めば、ちゃんとできるようになる」と知っているので、その子たちに対して辛抱強かったはずです。そんな風に、神はあなたを見ておられるのです。

あなたは神の子どもであって、神の子どもは皆、訓練を受けるのです。神の国では、あなたは落第することはありません。ただ訓練を繰り返すだけです。ですから安心してください。神がどんなにあなたを愛しておられるか示されるにつれて、あなたの恥は消え去り、防御壁も崩れ去っていくでしょう。あなたの人生と人間関係も、変えられていくのです。

今日、イエスはあなたの恥の傷を癒やし、自分自身について信じ込んできた嘘から解放したいと望んでおられます。あなたが完全に安心して、「愛されている」と感じることを、イエスは願っておられるのです。

■祈りましょう

恥から解き放たれる準備はいいですか？　それでは、あなたの恥が癒やされるように、私と一緒に祈ってください。

天の父なる神さま、私は恥から解放されたいと願い、みまえにまいりました。

私が恥をかき、自分自身についての嘘を信じ込んでしまった過去の出来事を思い起こさせてください。

私は、自分に恥をかかせた人々を赦します。

お父さん、私が自分自身について信じ込んでいた嘘を暴き出し、それをあなたの真実と置き換えてください。
他の人に恥をかかせたことを私は悔い改めます。
私が彼らの上に置いた恥から、彼らをいま、解き放ってください。
私は今、自分の仮面をあなたに明け渡します。
私はもう、自分自身を隠しておく必要がないからです。
私は今、恥の牢獄から出て、自由に向かって歩き出します。
この願いを、イエスの御名によって祈ります。アーメン。

最後の章では、私たちが持つ、最強の霊的武具の一つを使う方法について学んでいきましょう。

【第一〇章】 赦しの力 ―― キャサリン・マレン

「私たちの負いめをお赦しください。私たちも、私たちに負いめのある人たちを赦しました」（マタイ六章一二節）

赦しとは、クリスチャンの集まりの中で時折語られる話題ですが、詳しく描写されることや説明されることは、あまりありません。多くの人が「赦しは人生に普通にあることだ」と考えていますが、癒やされていない傷と消えることのない心の重荷を負ったまま歩き回っています。こういう人たちは、赦しが自分たちの人生のあらゆる領域に解放をもたらしてくれることを知らないのです。

■人生が与えてくれる、赦しを実践する機会

若い親として、私たちは子どもたちに赦しの大切さを教えようとしていました。彼らと一緒に座り、学校で自分を傷つけた子たちを赦すことがどんなに大切か、私たちは話していました。何回か、娘が非常にしつこく反抗して、「私は赦したくない！」と言ったことがありました。娘の単純な拒否は、彼女が自分の意志を発揮した時に、私たちの生易しい「良い両親のテクニック」を弾き飛ばしました。どんな聖書的な主張も、彼女の心には届きませんでした。誰かを赦すことについて、私たちの多くがどんな反応を示すのか、彼女は実際にやって見せたのです。

神は私たちがお互いに結びついていることを望んでおられます。神は私たちが成長し、成熟する助けとなるよう、人間関係を用いられます。箴言二七章一七節には、「鉄は鉄によってとがれ、人はその友によってとがれる」とあります。人間関係によってとがれるには、他の人たちと一定の接触を持つ必要があります。私たちは単独で生きていくことはできません。神は私たちを他者と接触するように仕向けます。それで私たちは自分の尖ったところやデコボコした欠片を削ぎ落すことができるので

す。しかし、そのプロセスこそ傷つく機会を作り出す可能性があり、従って赦す必要もできてくるのです。

■なぜ赦しはそんなにも重要なのか

いの一番に、赦すことは命令なのです。エペソ四章三二節には、「お互いに親切にし、心の優しい人となり、神がキリストにおいてあなたがたを赦してくださったように、互いに赦し合いなさい」とあります。イエスが私たちに「主の祈り」（マタイ六章一一節）をくださった時、彼は自分に罪を犯した者を私たちが赦すように、自分の罪の赦しのために祈ることを教えました。私たちはここをモゴモゴ言い、自分が何を言っているのかよく考えずにこの祈りを繰り返します。ここを強調する必要を知っていて、イエスは主の祈りの追伸を付け加えました。マタイ六章一四〜一五節には、「もし人の罪を赦すなら、あなたがたの天の父もあなたがたを赦してくださいます。しかし、人を赦さないなら、あなたがたの父もあなたがたの罪をお赦しになりません」と書いてあります。これは、赦さないことへの非常にバツの悪い一節であり、ショッキングな結論です。イエスは、彼が私たちを赦したのと同じように、私たちにも他の人を赦すことを望んでおられるのです。私たちは自分の自由意思を使う方を好み、赦すかどうか、いつ赦すかを選び、もし赦さなかった場合には報いがあるという事実を無視します。

あなたが誰かを赦さなかった時は、それがどれだけ昔に起こったことかにかかわらず、彼らが起こした痛みと傷に囚われたままとなります。赦しを与えることを惜しむあなたの心の存在こそが、心の痛みと鬱積した怒りの大釜をいつまでもかき混ぜる許可を、サタンに与えてしまうのです。もし赦したなら、あなたは以前よりはるかに頻繁に、心の中でその出来事に舞い戻っていることに気づくでしょう。赦さないことも、聖書が警告している苦い根や慢性的な苦々しさを増大させます。

単純で簡単なことですが、赦すことは難しいです。しかし、それは私たちが取るべき選択なのです。私たちの心は、どのように傷つけられたかによって包み込まれています。そして私たちは本来、裁く者、罰を与える者になりたがります。きっちり復讐するまでは、赦しという考えは検討したくもないのです。どうすれば、他の誰かがその人にふさわしい報いを与えると信じられるでしょうか。私たちが何を経験してきたか、いったい誰にわかるでしょう。

■赦しとは何か

赦しとは、あなたに対して犯した罪の責任を負う誰かに対する、自分の権利を放棄することです。それは彼らを見逃してやるということではありません。それは、長らくあなたを彼らに結びつけていた痛みと怒りから、自分を解放するということです。赦すことを選ぶ時、起こった出来事をあなたが忘れるということではなく、その出来事はこれまでのようにあなたを精神的に支配することがなくなるということなのです。赦しは、あなたの心の傷ついた部分に、癒やしをもたらす神の力を放ちます。

それは自らに益をもたらす行為です。自分が自由になりたいから赦すのです。あなたはもう、その束縛の囚人ではありません。

自由は、あなたが真の赦しの場に達するまではやって来ません。人はよく軽いレベルの赦しで逃避しようとします。誰かが傷つけられた時、普通は彼らを弱くし、無防備にさせる信頼の破綻があります。人が自分の感じている痛みと怒りのレベルの深さに気づいていない時、その反応として、よく便利な近道をして「赦す」と口にするのです。これは単に、傷つけられたことの影響を否定する一形態にすぎません。すると彼らは痛みと怒り全体を何度も何度も堂々巡りしている自分に気づくのです。

神の助けによって、あなたが心から赦すと決意する時、その痛みと傷に神の癒やしをもたらすための扉が開かれます。その時点で、時を超えて信頼が建て直され始めます。赦す時、「その人が自分に対して犯した罪の記録を保存しておきたい」という願望と権利を放棄するのです。あなたはそれを白紙にし、（その誘惑に駆られるかもしれませんが）その罪をさほど読み返したり付け加えたりすることもしなくなります。その人があなたにしたことや、その人自身について、陰口を言う傾向も低下してくるでしょう。陰口は、自分の経験に基づいて、その人に対する世論を揺さぶろうとする復讐や罰が、単に形を変えたものです。赦しとは、あなたがその状況から離れ、その人を神の御手にゆだねて、その人たちの上に神の祝福を祈ることです。何事でも、自分にしてもらいたいことは、他の人にもそのようにしてください（マタイ七章一二節）。

赦しは、離れたところからでも可能です。何が起こったのかを相手に話して聞かせる必要はありません。時に、私たちの傷は特定の出来事から起こるだけでなく、その出来事について私たちが信じていた嘘や認識から出ていることもあり、それに関わった人はまったく私たちの傷に気がついていないかもしれないのです。ある人が自分を傷つけた人のところに行って、その出来事について話し、赦しますと伝えたというケースを、グラントと私は知っています。しかし、その傷を負わせた人は、そんな事案が起こっていたことさえわかっていませんでした。その人は責められたことで深く傷つき、その人たちの関係は何年もの長きにわたって深刻な状態になってしまいました。赦しは、あなたと神との間で起こる霊的な出来事です。相手を必ずしも巻き込む必要はありません。

私たちの中には、相手のことは容易に赦せるのに、自分自身を決して赦せない人がいます。自分が過去にしてしまったことはあまりにも恐ろしいことだと感じているせいで、自分を罰しなくてはならないという欲求を消せずにいるのです。そういうことをしている時、私たちは基本的に神に対して、「キリストの十字架は自分には不十分だった」と言っていることになります。神の差し出した赦しと救いが私たちに必要なすべてであると、神を信頼しなければなりません。私たちは自分を赦してくださるよう神に願い求め、神とともに歩みを進めていく必要があります。

■和解しなければならないのか

赦しと和解は、まったく別の問題です。赦しとは、あなたの人生にそんなにも大きな痛みをもたらした一人ひとりと、必ずしも和解しなければならないということではありません。和解は、変わる必要と同様に、何がどう変わったのかについて理解している二人が、そうしたいと願ってこそのものです。赦すということは、その人たちがあなたを傷つけ続けることを認めるという意味ではありません。和解には時間が必要です。あなたはそもそも、自分を傷つけたのと同じ行動パターンの犠牲者になる可能性を望んでいないからです。信頼は一夜にしてできるものではありませんから、和解することへのプレッシャーを感じないでください。あなたは赦しという贈り物を差し出しましたが、信頼は獲得しなければならないものです。

問題と痛みがあまりにも大きく人生に影を差し、自分に深い傷を負わせた人をはっきりと赦すことができない時は、どうすればいいのでしょうか。まず、この問題を解決でき、痛みに対処することを手助けしてくれるカウンセラーに話すべきです。そうしたら、相手に対する赦しの心を持ち始めることができるよう、神にお願いしてください。「赦したいと思っているのに、まだできないのです」と神に明かすなら、神は真実な方ですから、あなたとともに歩み、あなたの心をゆっくりと整えてくださいます。そうすれば、いずれ完全に赦すことができるようになるでしょう。

■祈りましょう

では、赦すための準備はできていますか？　もし準備ができているなら、私と一緒に赦しを祈りましょう。そうすることで、あなたの人生が変えられます。

天の父なる神さま、私を赦してくださって、ありがとうございます。
私に他の人を赦す力をください。
私が赦さなければいけない人たちの名前を思い起こさせてください。
彼らを赦すことを私は選びます。
彼らが受けるに値しない贈り物を与えることで、私は自由になることができます。
私は彼らに復讐することを放棄し、彼らをあなたに、天のお父さんに明け渡します。
自分の苦々しい思いや憎しみを、私はすべて永久に十字架の上で処分します。
その記憶が頭をかすめる度に、いつも赦し続けることができるようにしてください。
この願いを、イエスの御名によって祈ります。アーメン。

さあ、それではまとめの時間です。

【最後に】

私たちはこの長い旅路をともに終えたところです。ここまで、心の束縛のよくある問題について、原因と解決法を見てきました。あなたは今や、心の不安定さをもたらす肉体的、人格的、そして霊的な要素の間のバランスを理解できたはずです。神が語りかけてくださり、あなたの心の束縛されている領域を明らかにしてくださいますように。何よりも、神がどんなにあなたを愛しておられるか、そしてあなたを自由にしたいと願っておられるかを、あなたが理解したことを私は願っています。それはもう、あなた次第です。

変容のプロセスは、自発的なものであることを覚えていてください。あなたは変わる必要はありません。鎖に縛られたままでいたとしても、天国には行けます。あなたの癒やされるべき人生の領域を神が明らかにしてくださったら、それに向かって何かしらの行動を起こされることをお勧めします。カウンセラーに会いに行ってください。脳内化学物質の不均衡による症状のチェックリストに思い当たることがあったら、そのリストを医師のところに持って行ってください。そうすれば、治療を始められます。解放への道を歩き出すことを恐れないでください。これまでの生き方に疲れてしまったことを認める勇気を出してください。あなたが解き放たれることは、神のみこころなのです。変わることのリスクを冒してください。

時に、速やかに変化が見られ、あなたは大いに励まされることもあるでしょう。またある時は、変化のプロセスが苦しいほど遅いこともあります。くじけないでください。神はそれでもあなたを導いておられるのです。イエスにとって、変容のプロセスは最終ゴールと同じくらい重要なのです。忍耐強く、決して彼の手を離さないようにしてください。あなたは二度と元のようにはならないでしょう。

イエスは、あなたを罪の力から解放するために来てくださいました。それとともに、彼は自分の心に囚われた状態から、あなたを解放したいと願っておられるのです。神があなたを祝福し、自由へ向かって歩む力を与えてくださいますように。

「平和の神ご自身が、あなたがたを全く聖なるものとしてくださいますように。主イエスの来臨のとき、責められるところのないように、あなたがたの霊、たましい、からだが完全に守られますように。あなたがたを召された方は真実ですから、きっとそのことをしてくださいます」（第一テサロニケ五章二三節〜二四節）

【参考文献リスト】

・Anderson, Neil, The Bondage Breaker（Eugene, OR: Harvest House, 2000）.

――邦訳版「鎖を解き放つ主」ニール・アンダーセン著（ＩＣＭ出版）

・Bergner, Mario, Setting Love in Order（Grand Rapids, MI: Hamewith Books, 1995）.

・Horrobin, Peter, Healing Through Deliverance（Chosen Books, 2008）.

・Jackson, John Paul, Needless Casualties of War（Fort Worth, TX: Streams Publications, 1999）

・McClung, Floyd, The Father Heart of God（Eugene, OR: Harvest House, 1985）.

・McGee, Robert, The Search for Significance（Nashville, TN: Thomas Nelson Inc., 2003）.

・Montgomery, L.M. Anne of Green Gables（Seal Books, 1984）.

――邦訳版「赤毛のアン」ルーシー・モード・モンゴメリ著（文春文庫）

・Payne, Leanne, Crisis in Masculinity（Grand Rapids, MI: Hamewith Books, 1995）.

――The Broken Image（Grand Rapids, MI: Hamewith Books, 1996）.

――The Healing Presence（Grand Rapids, MI: Hamewith Books, 1995）.

――Restoring the Christian Soul（Grand Rapids, MI: Hamewith Books, 1991）.

・Sandford, John and Paula Sandford, Transforming the Inner Man（Lake Mary, FL: Charisma House, 2007）.

——邦訳版「内なる人の変革」ジョン&ポーラ・サンフォード著（マルコーシュパブリケーションズ）

——Healing the Wounded Spirit (Victory House, 1985).

——Awakening the Slumbering Spirit (Lake Mary, FL: Charisma House, 2008).

——邦訳版「霊的情熱の回復——眠っている霊を目覚めさせる」ジョン&ポーラ・サンフォード著（イーグレープ）

・Sherman, Dean, Spiritual Warfare for Every Christian (Seattle, WA: Youth With A Mission Publishing, 1992)

——邦訳版「霊的戦い」ディーン・シャーマン著（ＹＷＡＭ）

【その他の参考図書】

Ministries of Pastoral Care—carrying on the ministry of Leanne Payne. (ministriesofpastoralcare.com)

【著者紹介】グラント・マレン医学博士（Grant Mullen M.D.）

カナダ・オンタリオ州在住の精神衛生の医師。心の束縛の鎖から解放されるため、医学的治療と霊的な解放、心の傷の癒やしをともに働かせる方法について、国際的に著述および講演を行なっている。特に、うつ病、不安障害および気分障害がクリスチャンに及ぼす影響について関心を持つ。妻・キャシーと結婚、二人の子どもがいる。

※マレン先生の他の著作物、ＣＤ、ＤＶＤ、セミナー、相談などについては、www.drgrantmullen.comをご参照ください。（英語のみ）

※二〇一九年開催の日本国内講演会（日本語通訳付き）のＣＤ、ＤＶＤに関するお問い合わせは、objapan.org/topic/grant-mullen/ をご参照ください。
または、seminar@objapan.org. ＴＥＬ 022-779-6579

【訳者紹介】福島さゆみ（Sayumi Fukushima）
一九六三年東京生まれ。スキューバダイビング月刊誌、英国ロンドン出版社の月刊誌編集者を経て、一九九一年帰国後はいのちのことば社にて月刊誌「百万人の福音」の編集を務める。一九九六年から出版編集プロダクションHappy Islands Production主宰。「恵みの流れの中で」訳著（イーグレープ）、「ノーマン・ロックウェル／ハートウォーミングストーリー」訳著（いのちのことば社）、「チャイルド・トレーニング」共訳著（チアにっぽん）、「クリスチャン英会話ハンドブック」「レーナ・マリア・ヨハンソン／マイライフ」「ドノヴァーの蒼い空」編集（いのちのことば社）など

こころの解放

――身体・精神・霊の癒やしの処方箋――

2019年9月21日　初版発行
2024年12月10日　2刷発行

著　者　グラント・マレン
訳　者　福島さゆみ
装　幀　三輪義也
発行者　岡本信弘
発　行　イーグレープ
〒441-1361　愛知県新城市平井字東長田33-2
TEL:0536-23-6195　FAX:0536-23-6699
E-mail:p@e-grape.co.jp
ホームページ http://www.e-grape.co.jp

ISBN 978-4-909170-14-9 C0016